Achim Eckert

Manuale Pratico di MEDICINA CINESE

IL POTERE DEI CINQUE ELEMENTI

Qi Gong - Tai Chi - Agopuntura - Feng Shui
nella cura di corpo e anima

Traduzione dall'inglese di
Marco Massi

HERMES EDIZIONI - ROMA

ISBN 978-88-7938-187-1

INDICE

	Pag.
Primi passi	7
Introduzione	11
PRIMA PARTE: Concetti fondamentali della medicina cinese	13
Yin e yang	15
La concezione cinese degli organi	20
Meridiani	22
Qi, la forza vitale	24
I cinque elementi	26
SECONDA PARTE: LEGNO	29
L'elemento Legno	31
Esercizi mentali e fisici per stimolare la crescita del Legno	42
TERZA PARTE: FUOCO	53
L'elemento Fuoco	55
Esercizi mentali e fisici per alimentare il Fuoco	61
QUARTA PARTE: TERRA	73
L'elemento Terra	75
Esercizi mentali e fisici per rafforzare la Terra	83

QUINTA PARTE: METALLO 89
L'elemento Metallo 91
Esercizi mentali e fisici per raffinare il Metallo 96

SESTA PARTE: ACQUA 105
L'elemento Acqua 107
Esercizi mentali e fisici per favorire lo scorrere dell'Acqua 114

SETTIMA PARTE: I QUATTRO CICLI 121
Il ciclo *Sheng* o la legge della madre e del figlio 123
Il ciclo *Ko* o la legge della nonna e del nipote 126
Il ciclo della ribellione 132
Il ciclo della sottrazione 133
Uso pratico dei cicli 135

Postfazione 137

Appendice: classificazione secondo i cinque elementi 141

Bibliografia 145

PRIMI PASSI

Nel 1978, studiavo da tre anni medicina all'Università di Vienna. Sentivo che nei miei studi mancava qualcosa. Precedentemente, un vecchio maestro cinese mi aveva insegnato *Tai Chi* (un'arte marziale spesso definita come "meditazione in movimento") e la meditazione. Fu il primo ad introdurmi al concetto cinese di *qi*, o energia vitale. Nello stesso periodo, partecipavo a laboratori sull'attività corporea e sulla bioenergetica. Il mio terapista reichiano mi parlò dell'energia orgonica – l'energia vitale che aveva scoperto Wilhelm Reich. Avevo conosciuto il *prana*, l'energia vitale secondo gli hindu, in uno Yoga Ashram viennese. Sia gli esercizi di bioenergetica, sia il *pranayama* e il *Tai Chi* produssero lo stesso effetto: dopo un po' di tempo, cominciai a sentirmi carico, la mia percezione cambiò, ed ero più sereno e attento.
Così partii per l'India, per scoprire qualcosa di più a proposito di quel piacevole senso di felicità che mi scorreva nelle vene e di quei graduali mutamenti della percezione provocati dall'aumento del *qi* e dalle tecniche di meditazione: i colori apparivano brillanti, i profumi erano fortissimi e i suoni diventavano più nitidi. Cercavo un ashram, e ne trovai uno dove rimasi per un anno e mezzo. Poi me ne andai alle Maldive, dove soggiornai come una sorta di Robinson Crusoe; ero l'unico bianco sull'isola, sulla quale trascorsi due mesi, nutrendomi di pane, frutta, riso e noci di cocco, e contemplando centinaia di diversi tipi di pesci.
Da lì passai nello Sri Lanka, dove avevo intenzione di avviare un commercio di pietre preziose per finanziare la mia permanenza in Asia. Una sera, mentre guardavo il tramonto dalla spiaggia di

Mount Lavinia, un villaggio costiero a sud di Colombo, feci la conoscenza di tre medici tedeschi, venuti per studiare l'agopuntura, i quali successivamente mi introdussero al professor Sir Anton Jayasuriya, il quale gestiva una clinica specializzata nell'agopuntura finanziata dal governo; la maggior parte dei suoi pazienti non era assicurata, né sufficientemente ricca da pagare per le cure quando era malata.

Per più di un anno lavorai e studiai alla clinica di agopuntura del Colombo South Hospital. In quel periodo trattavamo tra i cinquecento e i settecento pazienti al giorno. Venivano da tutto il paese, generalmente dopo che erano falliti i rudimentali trattamenti di medicina occidentale e la danza del diavolo del villaggio. Ebbi modo di vedere pazienti con una grande varietà di disturbi, dall'asma all'elefantiasi, dall'epilessia alla paraplegia, dall'eczema al tinnito, dal glaucoma alla pressione alta, dalla stomatite all'ulcera gastrica, e così via. Poiché l'organico era composto mediamente da cinque medici, ebbi la possibilità di fare molta pratica di diagnostica e di agopuntura, ed acquisii una certa routine.

Ricordo il primo giorno che arrivai alla clinica. Il professor Jayasuriya stava trattando un paziente con l'agopuntura. Uno dei punti selezionati era Intestino Crasso 11, che si trova alla fine della piega del gomito quando il braccio è flesso. Quando fu il turno del paziente successivo, il professore mi disse di mettere un ago nel medesimo punto. Cominciai così a praticare l'agopuntura prima di sapere realmente cosa stessi facendo. Nelle settimane e nei mesi che seguirono imparai a praticare l'agopuntura dal punto di vista pratico ed empirico – d'istinto, piuttosto che per conoscenza, con l'*hara*, piuttosto che con la testa.

Durante tutto quell'anno non c'erano stati molti studenti alla clinica. I medici tedeschi erano partiti, ed erano arrivati due studenti francesi e un medico di Melbourne. Affittammo insieme una casa sulla spiaggia, e sperimentammo su noi stessi l'agopuntura e l'agopressione. Mi accorsi che gli aghi, oltre ad avere efficacia sul mio corpo e influenzare il mio umore e le mie emozioni, alteravano gradualmente i miei stati di coscienza; ampliavano le mie percezioni, rendevano i miei sogni più vividi e colorati, e contribuivano alla calma della mente al punto che potevo sedere agevolmente in meditazione per ore.

Negli anni successivi ho avuto altri insegnanti di medicina tradizionale cinese. Imparai anche lo *shiatsu* e il massaggio cinese. La maggior parte di queste conoscenze le acquisii in India e nello Sri Lanka e, alcuni anni dopo, in California. Per questioni politiche, non mi recai mai in Cina. Parliamo di un periodo che risale a molti anni prima dei fatti di Piazza Tian'anmen. Avevo l'impressione che il partito comunista della Repubblica popolare avesse rimosso gli elementi legati alla spiritualità taoista dalla scienza medica cinese. La teoria dei cinque elementi e le tecniche di meditazione taoista erano state sostituite dal materialismo dialettico, ma io avevo lasciato l'Austria in cerca di una medicina olistica, non di un'altra visione materialistica del mondo.
Nel periodo in cui lavoravo alla clinica di agopuntura di Colombo mi ero chiesto perché alcuni pazienti rispondessero immediatamente all'agopuntura, mentre altri no. Avevo osservato che le persone che facevano sforzi fisici rispondevano all'agopuntura meglio di chi non si muoveva molto. La circolazione del *qi* dipendeva naturalmente dalla qualità del tessuto connettivo dell'organismo. I libri di agopuntura più diffusi non precisavano l'esatta localizzazione dei meridiani nel corpo. Cominciai ad immaginare i meridiani come dei canali sottili che scorrevano nel tessuto connettivo dei muscoli e lungo i nervi e i vasi sanguigni principali. Iniziò a prendere forma nella mia mente l'idea che, se fosse stato possibile "aprire" i tessuti con il massaggio, l'efficacia dei trattamenti con agopuntura sarebbe considerevolmente aumentata.
Tempo dopo, quando imparai Postural Integration in California – un metodo di rilassamento dei tessuti simile al Rolfing e all'insegnamento di Heller – questa ipotesi si rivelò fondata. Dopo aver prescritto dieci o più sessioni di rilassamento dei tessuti, facevo la diagnosi tenendo conto della teoria dei cinque elementi, compresa la lettura dei polsi per accertare la pienezza o l'esaurimento del *qi* nei vari organi interni. Poi usavo il massaggio dei meridiani per riequilibrare il *qi* nei dodici organi e nei meridiani corrispondenti. Solo se riuscivo a sentire una sufficiente circolazione del *qi* nei dodici meridiani passavo all'agopuntura, per guidare il *qi* nella parte del corpo, dell'anima e della mente che ne aveva bisogno – sia perché il sintomo della malattia permaneva, a dispetto delle tecniche di rilassa-

mento e dei massaggi, sia per spiegare un'emozione e rafforzare ed ampliare una qualità fisica, mentale o spirituale.
Nonostante fossero passati molti anni e avessi conosciuto un gran numero di filosofie, il mio sistema preferito per mettere in correlazione i veri fenomeni dell'esistenza restava la facilmente praticabile teoria dei cinque elementi. Uno dei motivi fondamentali è che, in ultima analisi, collega reciprocamente il mondo materiale e il mondo spirituale, quindi il corpo, l'anima e la mente. Non ho trovato nessun'altra teoria che funzioni così bene. E dal momento in cui, nella cultura occidentale, la medicina, la psicologia, le scienze naturali e la religione non formano più un insieme organico, sono felice di essermi imbattuto in questa meravigliosamente correlata visione del mondo. Questa concezione integrale costituisce la ragione per cui insegno la teoria dei cinque elementi, il massaggio dei meridiani e Postural Integration, e la ragione per cui ho scritto questo libro.

INTRODUZIONE

Negli ultimi anni si è verificato un importante cambiamento nel mondo della medicina. Un numero crescente di persone si dedica alla propria salute: curano l'alimentazione, vogliono essere in forma e sentirsi a loro agio nel corpo, e cercano di capire cosa provoca la malattia. Parallelamente, l'aspetto psicosomatico della malattia trova sempre più risonanza anche nella medicina orientata tecnicamente. Un segnale di questo mutamento è la tendenza a considerare l'individuo nella sua totalità; corpo, mente e anima sono visti come un'unità inseparabile. Ciò significa che ogni malessere fisico denota uno squilibrio nella psiche o nell'anima, e deve essere trattato di conseguenza.

Questo libro è stato scritto quindi da un punto di vista organico – come un ampio sguardo su un mondo in cui l'uomo e la natura non sono separati, dove filosofia e religione, psicologia e medicina, conoscenza e saggezza si tengono per mano – con un'olistica comprensione delle persone e del loro ambiente, della salute e della malattia, del corpo e dell'anima.

PRIMA PARTE

CONCETTI FONDAMENTALI DELLA MEDICINA CINESE

Molti lettori avranno familiarità con la terminologia di base della medicina cinese. Ho preferito comunque inserire una breve introduzione per coloro che non dispongono di questa preparazione.

YIN E YANG

Anche se sono termini molto noti, sono spesso usati in modo impreciso. Una ragione è legata alla diversa concezione di yin e yang che hanno i cinesi e i giapponesi. Molte persone oggi seguono magari la pratica giapponese dello *shiatsu* o la macrobiotica da una parte, mentre dall'altra usano le cure con le erbe e l'agopuntura cinese, rendendo le nozioni di yin e yang alquanto curiose.
Il principio dello yin e dello yang è un approccio orientale alla realtà secondo il quale ogni aspetto del mondo, sia materiale sia spirituale, è composto da due forze opposte e, al tempo stesso, complementari: yin e yang. Questo pensiero dualistico non ci è sconosciuto. La cultura occidentale, la scienza e la filosofia greche e le religioni giudaico-cristiane sono basate su principi duali; lo riscontriamo nel concetto di materia ed energia in fisica, nelle idee di buono e cattivo e di paradiso e inferno nel Cristianesimo e nell'Islam, e nel codice binario del nostro mondo informatico. Questa può essere una ragione per cui molti aspetti della cultura cinese e giapponese sono stati accolti più facilmente in occidente che, ad esempio, dai Dogon dell'Africa centrale.
Tuttavia, è importante comprendere che il concetto estremo-orientale dello yin e dello yang differisce dal dualismo occidentale. Yin e yang sono opposti e complementari; dipendono l'uno dall'altro in quanto ciascuno esiste solo in relazione all'altro. Il simbolo yin-yang raffigura la legge universale del mutamento. Ci dice che l'uno si trasforma nell'altro ai suoi estremi. Il simbolo yin-yang, ciascuna parte del quale contiene al centro un punto del colore dell'altra, rappresenta due poli che contengono nel loro nucleo interno l'essenza

dell'opposto. In altre parole, nulla è esclusivamente yin o yang, nero o bianco, femmina o maschio, passivo o attivo, oscurità o luce, cattivo o buono. Ciò significa che vi sono alcune qualità maschili nelle donne e alcune qualità femminili negli uomini – che ci sono sempre sfumature di grigio, e che una "cattiva" azione non è mai solo "cattiva" e una "buona" azione può avere "cattive" conseguenze.
Yin e yang non sono termini assoluti. Sono usati sempre in senso relativo, descrivendo le relazioni tra i vari fenomeni del mondo materiale e spirituale. Per farvi un esempio: nel corpo, il torace è considerato yin rispetto alla schiena, ma rispetto al bacino il torace è yang. Un altro esempio: rispetto al giorno, la notte è considerata yin, ma rispetto ad un buco nero la notte sulla terra è yang, perché contiene una qualche luce.
Nella cultura occidentale c'è la tendenza a prendere per assolute cose che sono relative. Siamo stati educati a vedere le cose come buone o cattive. Yin e yang, però, non possono rientrare nelle categorie di buono e cattivo. Il simbolo yin-yang rappresenta il modo in cui le cose cambiano; è una descrizione, non un giudizio. Ci dice come gli opposti dipendano l'uno dall'altro, come l'uno comprenda l'altro, e come alla fine si trasformino l'uno nell'altro.
La lista che segue degli attributi dello yin e dello yang esprime il punto di vista cinese, e può differire notevolmente dall'uso che dei due termini fanno i giapponesi. Usando questa lista, è importante tenere presente la natura relativa degli opposti qui descritti.

ATTRIBUTI GENERALI

Yin	Yang
materia	energia
forza centripeta	forza centrifuga
contrazione	espansione
direzione verso il basso	direzione verso l'alto
terra	cielo
orizzontale	verticale
oscurità	luce
notte	giorno

continua

freddo	caldo
luna	sole
argento	oro
inverno	estate
fine	inizio
vecchio	giovane
negativo	positivo
passivo	attivo
femmina	maschio
soffice	duro
afflusso	deflusso
riposo	movimento
lento	veloce
interno	esterno
ricevere	dare
umido	secco
gravità	crescita
radici, tronco	rami, foglie
frutto	germoglio
alcalino	acido

CORPO E MENTE

Yin	Yang
fronte	retro
lato sinistro	lato destro
parte inferiore	parte superiore
tronco	arti
gambe	braccia
organi compatti (*Zang*)	organi cavi (*Fu*)
organi	meridiani
Yong Qi	*Wei Qi*
sangue	energia
sistema sensorio	sistema motorio
flessione	estensione
riposo e rigenerazione	movimento e azione
digestione e riproduzione	conflitto o slancio

continua

sist. nervoso parasimpatico	sist. nervoso simpatico
acetilcolina	adrenalina
ritmo cardiaco	ritmo respiratorio
inspirazione	espirazione
istinto	intelligenza
sentimento	volontà
intuizione	intelligenza
introversione	estroversione
tranquillo, calmo	loquace, agitato
tradizionalista	sperimentatore
conservatore	progressista
contemplativo	eccitabile, reattivo
depresso	esaltato

PATOLOGIA

Yin	Yang
cronica	acuta
malattie interne	malattie della pelle e disordini degli organi sensori
malattie degenerative	infezioni
pallore	rossore
ipersalivazione	bocca secca
non assetato	assetato
corpo freddo	corpo caldo
edema	infiammazione e febbre
reazione lenta e debole	reazione rapida e forte ai batteri e ai virus
paralisi	convulsioni
intorpidimento	spasmi
flaccidità	crampi
mestruazioni abbondanti	mestruazioni scarse
ciclo mestruale lungo	ciclo mestruale breve
preferisce la quiete	ama il movimento
pelle secca	pelle grassa

continua

pelle gonfia	pelle squamosa
diarrea	costipazione

DOLORE

Yin	Yang
cronico	acuto
vecchio	recente
permanente	intermittente
profondo	superficiale
diffuso, esteso	localizzato
sordo, pesante	pungente, pulsante, lancinante
peggiora di notte	peggiora di giorno
peggiorato dal riposo	peggiorato dal movimento
peggiora con il freddo	peggiora con il caldo
migliora di giorno	migliora di notte
migliorato dal movimento	migliorato dal riposo
migliora con il caldo	migliora con il freddo
tocco morbido	forte pressione

MASSAGGIO

Trattamento di una condizione yin	Trattamento di una condizione yang
gentile	forte
veloce	lento
superficiale	profondo
verso l'alto	verso il basso
in senso orario	in senso antiorario
di breve durata (fino a mezz'ora)	di lunga durata (un'ora o più)
con unghie e polpastrelli	con pollici, palmi, gomiti e piedi

LA CONCEZIONE CINESE DEGLI ORGANI

La concezione cinese degli organi interni e dei tessuti è diversa dalla concezione occidentale. Ciò si deve al fatto che la cultura cinese non separa il corpo e l'anima. Secondo la medicina cinese, ogni organo ha, oltre ad una funzione fisiologica, una funzione emozionale, mentale e spirituale. L'anima e la mente non sono localizzate solo nel cervello, ma in ogni cellula del corpo e in tutto il suo campo energetico. Gli organi interni sono considerati come una sintesi di corpo, mente e spirito piuttosto che una semplice forma anatomica con funzioni fisiologiche. In tal modo, ciascun organo contribuisce all'intera personalità, e le sue interazioni con gli altri organi sono di estrema importanza sul piano mentale ed emotivo.

Poiché gli organi interni non sono considerati da un punto di vista unicamente fisiologico, ma da una prospettiva basata sulla valutazione del corpo, della mente e dello spirito come espressione delle cinque forze elementali e della loro continua interazione, anche le definizioni anatomiche differiscono da quelle della medicina occidentale. Ad esempio, lo stomaco, il duodeno e i primi sedici centimetri dell'intestino tenue in termini occidentali, nella medicina cinese vengono definiti con l'unico termine di Stomaco. Ciò si deve al fatto che i cinesi considerano il processo digestivo e l'assorbimento di principi nutritivi dal tratto digestivo nel flusso sanguigno come il compito principale dello stomaco. Per distinguere le diverse concezioni degli organi tra la medicina cinese e quella occidentale, gli organi che si riferiscono alla concezione cinese in questo libro verranno scritti con l'iniziale maiuscola. Un altro esempio: la Milza, secondo i cinesi, non comprende solo la milza, ma anche il pancreas e i tessuti e gli organi linfatici. La ragione è che il compito della milza è di mantenere la solidità del corpo. A questo scopo il pancreas, che produce la maggior parte dei succhi digestivi, e tutti gli organi e le cellule che costituiscono il sistema immunitario – come le tonsille, le ghiandole linfatiche e la milza – vengono combinati in un unico organo: la Milza.

ORGANI *ZANG* E ORGANI *FU*

La medicina cinese distingue sei organi yin e sei organi yang. Gli organi yin sono detti *Zang*: il carattere *zang* significa "compatto", o "solido". I sei *Zang* hanno una consistenza maggiore rispetto ai sei *Fu*. Vengono chiamati anche organi di deposito perché, in aggiunta alle loro funzioni fisiologiche, assorbono diverse forme di *qi* (energia vitale) e le immagazzinano, le producono o le trasformano. I sei organi *Zang* sono il Cuore, il Pericardio, il Fegato, il Rene, il Polmone e la Milza.

I sei organi yang sono chiamati *Fu*: il segno *fu* significa "cavo". Gli organi cavi sono lo Stomaco, l'Intestino Tenue, l'Intestino Crasso, la Cistifellea, la Vescica e il Triplice Riscaldatore. I compiti principali degli organi *Fu* consistono nel ricevere e digerire il cibo, assorbire i principi nutritivi ed espellere i prodotti di scarto. I compiti del Triplice Riscaldatore sono la regolazione della temperatura corporea e la coordinazione delle funzioni del torace, dello stomaco e del bacino: la coordinazione della respirazione, della circolazione, della digestione, dell'eliminazione e della sessualità.

Ogni organo *Zang* è accoppiato a un organo *Fu* dello stesso elemento. Le loro funzioni fisiologiche, emozionali, intellettuali e spirituali sono in stretta correlazione; ogni organo *Zang* incorpora il potere yin, ogni organo *Fu* la forza yang dell'elemento corrispondente.

MERIDIANI

I meridiani sono i canali nei quali scorre il *qi*, l'energia vitale, e i punti dell'agopressione o dell'agopuntura sono i punti in cui è possibile intercettare quel flusso di energia.

La medicina tradizionale cinese considera i meridiani come una rete che connette l'interno con l'esterno: gli organi interni con la superficie del corpo, i tessuti con lo spirito, yin con yang, la terra con il cielo. È un sistema di canali di energia che scorrono principalmente lungo l'asse verticale del corpo, con l'eccezione dei vasi *Luo* e del *Dai Mai*, un canale particolare che circonda la vita come una cintura. Per questo motivo i meridiani sono stati paragonati dai medici occidentali ai meridiani terrestri: i meridiani dell'organismo corrispondono ai meridiani, i vasi *Luo* ai paralleli, e il *Dai Mai* all'equatore.

Nel *Nei-Ching*, testo classico di medicina interna dell'Imperatore Giallo che risale più o meno al terzo secolo avanti Cristo, la disposizione dei meridiani e gli effetti dell'agopuntura erano già descritti precisamente e diffusamente. In questo testo, i meridiani sono paragonati ai grandi fiumi e ai torrenti che irrigano e fertilizzano il territorio cinese. Il carattere cinese che indica il meridiano è *jing*, che significa "fiume, sentiero, traccia, cammino", e anche "vaso sanguigno".

Il sistema dei meridiani consiste principalmente nei dodici meridiani degli organi, detti anche Dodici Canali Regolari. Ognuno dei dodici meridiani è connesso con un organo *Zang* o *Fu*; il meridiano è il principale canale energetico che collega il singolo organo agli altri organi e alla superficie del corpo.

I dodici meridiani formano delle coppie. Ogni meridiano yin è assegnato a un meridiano yang dello stesso elemento. Queste coppie sono dette anche Meridiani Accoppiati, perché il loro flusso di *qi* è mantenuto in equilibrio da due paratoie. Queste dighe sono i vasi *Luo* che formano, insieme ai meridiani, la rete di canali che ho menzionato sopra. Collegando i Meridiani Accoppiati, il loro compito consiste nell'assicurare che il loro flusso di energia sia equilibrato, riducendo il rischio di eccessi o mancanze di *qi* nel singolo meridiano e nell'organo relativo. Il carattere cinese *luo* significa "connettere", "collegare", "congiungere".

La funzione dei meridiani e dei vasi *Luo* è quella di assicurare la circolazione del *qi* attraverso il corpo, nutrendo così i tessuti e collegando il corpo intero, per mantenere intatti gli organi interni, i quattro arti, i muscoli, i tendini e le ossa, e fare del corpo un'unità organica.

QI, LA FORZA VITALE

Qi è il termine cinese per l'energia vitale. Il termine giapponese corrispondente è *ki*, mentre nello Yoga viene chiamata *prana*. In molte culture antiche si trova il concetto di un'energia vitale che è presente nell'aria, nelle piante, negli animali e nel corpo umano. È la vita dietro l'atomo – l'energia scoperta in tutte le forme di materia, e si concentra negli organismi viventi.

Sebbene Paracelso e Mesmer, terapeuti europei del XVI e del XVIII secolo, facessero ancora riferimento ad una nozione di energia vitale, questa idea perse via via importanza nel corso della storia della medicina occidentale.

Wilhelm Reich, un medico austriaco poi emigrato negli Stati Uniti, fu il primo in questo secolo a riscoprire l'energia vitale in esperimenti scientifici. La chiamò "energia orgonica" – ed ebbe grossi problemi con la FDA (Food and Drug Administration) per aver prodotto e venduto accumulatori orgonici, che portarono al suo arresto e al rogo dei suoi libri negli anni cinquanta. In quel periodo anche i Russi fecero degli esperimenti con l'energia vitale, che chiamavano "bioplasma".

Ciò portò allo sviluppo della fotografia Kirlian, grazie alla quale è possibile rendere visibile il campo energetico degli organismi viventi.

Da tre a quattromila anni fa, le culture indiana e cinese svilupparono dei sistemi di terapia e di meditazione per aumentare l'energia vitale, per prevenire e curare le malattie. I cinesi distinguevano vari tipi di forza vitale o *qi*.

I termini più importanti da tenere presenti per noi, in relazione al *qi*, sono *Shi* e *Xu*. *Shi* significa pienezza o eccesso di energia, che porta, nella maggior parte dei casi, a sintomi yang o caldi, come infiammazione, dolore, febbre. *Xu* significa esaurimento o mancanza di energia, che si manifesta per lo più con sintomi yin o freddi, come raffreddore, edemi, intorpidimento e dolori cronici. Gli esercizi basati sui meridiani, descritti più avanti nel libro, si usano per bilanciare un eccesso o una deficienza di *qi* nei vari meridiani e nei loro organi corrispondenti, migliorando così la salute e il benessere.

I cinesi distinguevano tra il *qi* congenito e quello acquisito. Il *qi* congenito che si eredita dai genitori e dagli antenati è chiamato anche energia ancestrale. I guardiani dell'energia ancestrale sono i reni.

L'energia ancestrale è necessaria per formare il *qi* che si riceve dal cibo e dall'aria. Nel Medio Riscaldatore, l'energia essenziale o *Zong Qi* viene "cotta" dal *qi* dell'aria e del cibo; il Medio Riscaldatore è il fornello, e l'energia ancestrale è il combustibile. L'energia essenziale, o *Zong Qi*, risale al torace, nutre il Cuore e il Polmone per favorirne le funzioni, e si divide in *Yong Qi* e *Wei Qi*. *Yong Qi* è *qi* di nutrizione; la sua funzione è di alimentare il corpo e mantenerne la solidità. *Wei Qi* è di energia di difesa che protegge l'organismo dai fattori patogeni esterni.

I CINQUE ELEMENTI

Le connessioni tra gli elementi, il corpo e lo spirito sono dettagliatamente descritte negli insegnamenti taoisti sui cinque elementi, che sono indicati anche come "forze naturali".

Nella cultura occidentale sono state definite le leggi naturali riguardanti il mondo fisico. Si limitano a cose che possono essere misurate fisicamente, e non possono essere utilizzate nell'ambito delle emozioni, del pensiero, della fantasia e dell'intuizione. Il risultato è che la nostra cultura viene spesso definita unilaterale. Per quanto ricca, precisa e multiforme possa essere la nostra conoscenza del mondo materiale, la conoscenza della psiche e del mondo mentale è limitata, confusa e congetturale. Per la maggior parte del tempo noi non siamo mai consapevoli della limitatezza dei nostri pensieri. Lo studio dell'*I:Ching* (Libro dei Mutamenti) o del mondo spirituale dei lama tibetani, dei maestri zen giapponesi o degli sciamani dei nativi americani ci dimostra l'esistenza di altre dimensioni oltre le conoscenze di carattere psicologico e religioso della cultura occidentale.

Nell'antica Cina, le leggi naturali erano formulate in modo da spiegare i fenomeni osservati sia nel mondo materiale, sia nel mondo spirituale, e in modo da stabilirne le correlazioni. Non si ebbe mai una separazione tra mondo materiale e immateriale, almeno non nel senso in cui la intendiamo noi. In quell'epoca il mondo era visto come un'interazione di spiriti e demoni, di poteri e forze della natura.

Come in tutte le culture non "protette" dalla tecnologia, i popoli antichi rispettavano e temevano le forze della natura: il caldo che porta la siccità in estate, i tifoni, le maree, la collera degli dei nel tuono. Era normale invocare gli spiriti protettori e placare i demoni. La terra, il

fuoco, il cielo e l'acqua erano delle divinità. Occorreva essere consapevoli dei loro segnali, se si voleva sopravvivere.
Questi popoli cominciarono a osservare e raccogliere le esperienze, che si trasmisero di generazione in generazione. Studiarono i cicli della natura, il corso delle stelle e i cambiamenti meteorologici; osservarono questi fenomeni naturali in relazione agli esseri umani, con i loro sentimenti e i loro modi di pensare, i loro sogni e le loro malattie.
Da queste osservazioni si cristallizzarono gli insegnamenti del Tao. Il Tao è detto anche "l'innominabile", ciò da cui nasce ogni cosa, ma che non ha direzione, né volontà, né meta: ciò che è. Le polarità derivano dal Tao: yin e yang, terra e cielo, materia ed energia. I cinque elementi sono nati da yin e yang. Secondo questa concezione, essi causano, generano, mantengono e distruggono il mondo.
È importante capire che il nostro termine "elemento" non ha lo stesso significato del termine cinese. I cinesi non considerano un elemento come sostanza materiale, bensì come un'energia – una qualità specifica dell'universo. Come dimostra la traduzione, questo termine non è limitato alla forza della natura, ma si riferisce in generale alle sue leggi e ai suoi principi. Gli elementi sono considerati come fasi di transizione delle diverse manifestazioni del *qi* – come stati energetici che ritornano ciclicamente. La concezione cinese delle fasi di transizione e degli stati energetici corrisponde, in modo sorprendente, alle moderne scoperte della fisica, in particolare quelle dei campi energetici, della meccanica quantistica e del principio di incertezza di Heisemberg. Scienziati come Niels Bohr e Fritjof Capra hanno riconosciuto la somiglianza tra la fisica dei quanti e la visione del mondo taoista (si veda al riguardo *Il Tao della fisica* di Fritjof Capra).
Secondo le concezioni cinesi, i cinque elementi si palesano in tutte le manifestazioni cosmiche: le direzioni dello spazio, le stagioni, il clima, le stelle, le piante e gli animali, i minerali e i sedimenti rocciosi, gli esseri umani. I sensi, gli organi e i tessuti sono assegnati agli elementi come le emozioni e le qualità mentali. Gli elementi sono forze che si mantengono reciprocamente in equilibrio, che si creano reciprocamente, che reciprocamente si trasformano e si limitano. Se le correlazioni energetiche non sono equilibrate, lo squilibrio si manifesta negli esseri umani come sconforto e malattia, nella società come

debolezza, ingiustizia e guerra. Se gli elementi sono in stato di equilibrio, in una persona come in una società o in uno stato, ne deriva l'armonia e la salute, la bellezza e la grazia.
A proposito dei cinque elementi, può essere utile nella lettura fare riferimento alla tavola "Classificazione secondo i cinque elementi", che si trova alla fine del libro.

SECONDA PARTE

木

LEGNO

L'ELEMENTO LEGNO

La forza del Legno si manifesta nel mattino e nell'est, nella nascita e in ogni nuova iniziativa, nella freschezza del vento e nella primavera. Nella tradizione cinese, gli elementi compongono un ciclo; questo sarà spiegato diffusamente nella settima parte. Il Legno è il primo elemento del ciclo. Viene chiamato "il giovane yang". Nel corpo, il Legno si manifesta nel Fegato e nella Cistifellea, nei muscoli e nei tendini, negli occhi e nelle lacrime. Il Fegato e la Cistifellea producono le emozioni che si attribuiscono al Legno: l'irritabilità, la rabbia, la furia e la follia. Per quanto concerne lo spirito, il Legno provoca il desiderio del movimento e della crescita; causa il processo creativo – la pianificazione e la decisione – e fa nascere in noi il desiderio di nuovi progetti, di fare vela verso nuovi orizzonti e nuove scoperte. Il colore associato al Legno è il verde.

La chiave per comprendere questo elemento va ricercata nell'albero. L'albero è radicato nel terreno, spesso tanto in profondità quanto si estendono verso il cielo i suoi rami. Attraverso le radici, l'albero assume l'acqua e i minerali necessari al suo nutrimento. L'albero cresce alto verso il cielo, e i suoi rami si estendono in tutte le direzioni. Ha sempre simbolizzato la crescita in ogni direzione: sopra e sotto, a est e a ovest, a nord e a sud. È stato per lungo tempo il simbolo dell'energia espansiva. In autunno e in inverno, si ritira in se stesso e raccoglie le forze per una nuova primavera e una nuova estate, per un nuovo anello di crescita.

Molte antiche culture veneravano l'albero. Molti consideravano l'albero abitato da spiriti, per esempio i cinesi e la cultura celtica. I germani veneravano la quercia. Gli esseni, una setta religiosa palestinese, disegnavano la figura umana al centro dell'albero della vita: connessa alle linee energetiche come in un campo magnetico, l'uomo era posto in relazione con le forze del cielo e della terra. La figura era ritratta in posa meditativa, con la metà superiore del corpo che corrisponde ai rami che si estendono sopra la terra, e la metà inferiore che corrisponde alle radici che crescono dentro la terra. Vi era raffigurata anche la posizione degli organi. Gli organi della digestione, dell'escrezione e della riproduzione nella parte inferiore del corpo rappresentavano le componenti legate alla terra. I polmoni, il cuore e il cervello nella parte superiore collegavano la persona con le forze celesti. Il fegato e la cistifellea – gli organi legati al Legno – erano però disegnati al centro del corpo, dal momento che collegano la parte superiore a quella inferiore. Risulta perciò evidente che anche altre culture, oltre a quella cinese, vedevano la connessione tra il fegato e l'albero.

Il fegato è l'organo yin dell'elemento Legno. Incarna quindi l'energia yin del Legno: la capacità di pianificare e di considerare la vita tanto sul piano materiale quanto sul piano intellettuale e spirituale. Il fegato incarna il potere dell'immaginazione, l'energia creativa in noi che si manifesta nella crescita. È l'inventore, lo scopritore. Vede il senso della vita. Sviluppa la visione, il piano. Ogni nuova idea, ogni nuovo concetto ampliano i nostri orizzonti. Ci assumiamo dei rischi e ci dirigiamo verso l'ignoto. Cresciamo.

Se in una persona l'elemento Legno è sano ed equilibrato, questa si accorge che la natura incarna un immenso piano in cui tutto ha il suo posto e il suo ruolo – ogni cosa che accade, anche quella apparentemente più piccola e insignificante, contribuisce a dare forma agli eventi.

Il piano cosmico supera la nostra capacità di immaginazione al punto che spesso riusciamo a percepire la connessione e il significato recondito di una catena di eventi solo dopo che è passato molto tempo. Finché confidiamo nel piano cosmico, rimaniamo in intima connessione con il mondo. Cresciamo con il nostro ambiente, non contro di esso.

L'organo yang del Legno è la cistifellea. Incarna l'energia di questo elemento: la nostra abilità nel prendere decisioni e affermare i nostri bisogni nel mondo esterno. Si può paragonare il fegato a un architet-

to che progetta una casa, mentre la cistifellea è il costruttore che prende le decisioni e gli accordi che sono necessari perché il progetto divenga realtà. Le funzioni dei due organi sono strettamente connesse l'una con l'altra. Senza un'idea organica, le decisioni della vita quotidiana sono incoerenti, prive di senso. Nello stesso tempo, i migliori progetti sono inutili, se non possono essere realizzati.
Se la pianificazione e l'organizzazione diventano un'arida e burocratica routine, non porteranno alla crescita, ma faranno spesso più male che bene. Nel linguaggio dei cinque elementi, una pianificazione rigida e non flessibile viene etichettata come "Legno secco", perché si spezza alla minima sollecitazione. Il Legno deve essere flessibile e ricco di linfa, per favorire veramente la crescita.
Per realizzare un piano, dobbiamo muoverci per metterlo in pratica. Perciò è comprensibile che i tessuti corporei assegnati al Legno siano i muscoli e i tendini. Se c'è qualcosa che ostacola la nostra crescita – se non riusciamo a trovare lo spazio per esprimerci – ci sentiamo frustrati e arrabbiati. Ira e aggressività sono l'espressione di un elemento Legno in salute, mentre permalosità, astio, rabbia e violenza sono percepiti come segni di squilibrio.
Rabbia e violenza possono essere considerate come forme indefinite di aggressività, con scarse possibilità di espressione attraverso il linguaggio, i gesti o le azioni. Molte persone che sono costantemente in preda alla rabbia mancano della capacità di riconoscere i conflitti interni e manifestarli agli altri. Spesso queste persone non hanno imparato nell'infanzia a esprimere i loro bisogni per ottenere quello che volevano; la rabbia o la violenza sono cresciute con gli anni. Si parla anche di "furia cieca", perché non sono in grado di vedere chiaramente i loro problemi. La rabbia è ira che ha perso il suo scopo ed è diventata senza controllo. Rabbia e violenza conducono generalmente a comportamenti distruttivi. Se la rabbia viene trattenuta all'interno e non viene eliminata, ribolle dietro un'apparenza fredda, distaccata, spesso falsamente cortese. Avviene così che persone beneducate, apparentemente equilibrate, commettano omicidi o suicidi in un momento di disperazione.
L'ira è in contrasto con la rabbia. L'ira è un'energia che muove dalla parte superiore del corpo. Rispetto alla rabbia, ha una direzione e un obiettivo; può essere espressa più facilmente. Come abbiamo detto

sopra, l'ira ci aiuta a eliminare gli ostacoli dalla nostra strada, per portare avanti i nostri progetti. In situazioni in cui l'ira appare ampiamente giustificata, si parla di "sacro furore". Ne è un esempio famoso l'episodio dell'Antico Testamento in cui Mosè scende dal monte Sinai con i dieci comandamenti e trova gli ebrei che danzano attorno al vitello d'oro, venerando un idolo. Come sappiamo, Mosè fu colto da un sacro furore che ebbe conseguenze notevoli per l'ulteriore sviluppo del giudaismo.

Anche la noia e l'irritabilità vengono riferite all'elemento Legno. Sono anch'esse energie emotive che muovono dalla parte superiore del corpo ma, a differenza dell'ira, sono spesso sintomi di un processo emotivo inconscio; l'energia non è stata ancora concentrata. Nel linguaggio dei cinque elementi, ciò si definisce come "Legno che non è stato ancora raccolto".

Ira, rabbia e furia nella medicina cinese sono considerate espressioni del Legno-yang. Un temperamento collerico, irritabilità cronica, improvvisi scatti d'ira indicano uno stato *Shi* della cistifellea (una cistifellea in condizione di eccesso di *qi*), che può manifestarsi anche con forti emicranie, localizzate nelle tempie o nella sommità del capo. Uno stato *Shi* permanente della cistifellea – una rabbia che non può esteriorizzarsi e quindi dissolversi – spesso provoca pressione alta e calcoli biliari.

Una carenza di energia yang nel Legno causa rabbia repressa, sarcasmo, cinismo, rancore e, in generale, l'incapacità di dare sfogo all'ira. Si manifesta con apatia, indolenza, rassegnazione e depressione. In questi casi c'è troppa energia yin nel Legno, o per una superattività dello yin nel fegato, o per una carenza di yang nella cistifellea.

L'amarezza profonda delle persone che sono state gravemente deluse nella vita è il risultato di lunghi anni di frustrazione, derivanti generalmente dal fatto di aver incontrato continui ostacoli all'autorealizzazione. Dimostra uno squilibrio di lunga data nel Legno. Ironia, sarcasmo e cinismo si riscontrano in persone che, spesso nella prima infanzia, hanno perso la capacità di rapportarsi e interagire naturalmente con gli altri. Spesso sono il prodotto di un'educazione troppo intellettualistica o puritana, in cui la manifestazione delle emozioni e il contatto fisico erano considerati tabù.

Apatia, rassegnazione e depressione dimostrano che una persona ha rinunciato a fare progetti e a darsi degli obiettivi. Questo modo di vedere nasce dai continui fallimenti; una persona che non riesce ad agire autonomamente o a portare a termine qualcosa, alla fine rinuncia. Ciò conduce spesso all'alcolismo e alla tossicodipendenza, estremamente dannosi per il fegato, come del resto, in molti casi, le medicine. Nella tradizione cinese, il fegato è considerato "la casa dell'unno" o "la casa dell'anima" – e l'anima è diventata apatica. L'alcool contribuisce a mantenere questa condizione, nella quale non c'è spazio per nuove speranze, che metterebbero in discussione quella triste visione del mondo che si è venuti acquisendo.

La depressione e la rassegnazione spesso nascono da un disordine del Legno. Manca l'intuizione, il progetto è carente (scarsità di *qi* nel fegato). Oppure una persona può anche avere molti desideri e molte idee, che non riesce però a tradurre in realtà (scarsità di *qi* nella cistifellea). Poiché il *qi* circola nel corpo dal meridiano del Fegato al meridiano del Polmone, la carenza di *qi* nel fegato conduce alla fine alla mancanza di *qi* nei polmoni, che provoca una respirazione superficiale, torace incavato e spalle basse.

Se, attraverso gli anni, emozioni come astio e rabbia non possono essere manifestate, superate e trasformate in tensione verso i propri obiettivi, l'aggressività viene spesso diretta verso il proprio corpo. Questo può condurre a malattie come gotta, artriti, reumatismi e poliartriti croniche – disturbi in cui i sintomi principali si uniscono a dolori muscolari e a una progressiva riduzione della capacità di movimento.

Le malattie autoimmuni stanno anche diventando più diffuse e diversificate. In queste affezioni, le cellule producono anticorpi che attaccano i loro stessi tessuti. Sono anche appropriatamente chiamate malattie autoaggressive. Le malattie si sviluppano attraverso gli anni e i decenni; si tratta di malattie croniche che possono essere trattate sintomaticamente con terapie della medicina occidentale e finalmente bloccate, ma non guariscono. Sono malattie che spesso colpiscono le donne. Nelle culture patriarcali, le donne hanno meno spazio degli uomini per muoversi ed esprimersi, specialmente se si tratta di realizzare un'idea o scaricare la rabbia.

Per riassumere, per noi è importante capire che, negli insegnamenti dei cinque elementi, ira e aggressività non sono messe sullo stesso livello dei comportamenti distruttivi, ma sono piuttosto concepite come un impulso basilare – l'energia del Legno. La parola "aggressività" deriva dal verbo latino *adgredior*, che significa "avvicinare o affrontare qualcosa o qualcuno". Se la possibilità di avvicinare qualcuno o di intraprendere qualcosa viene impedita o limitata, si ha un irrigidimento emotivo, che nel corpo corrisponde a un irrigidimento muscolare. La tensione muscolare si riscontra soprattutto nel collo, nella schiena, nelle spalle e nelle braccia. L'accumulo di aggressività è una delle cause principali dell'insorgere di mal di testa e dolori al collo e alla schiena.

Il Legno cresce in tutte le direzioni. Coordinazione e simmetria sono le caratteristiche essenziali di questo elemento, in natura come nella vita degli esseri umani. La maggior parte delle malattie nelle quali i sintomi si manifestano solo in una metà del corpo, o quelli contraddistinti da una mancanza di coordinazione tra i muscoli, le ghiandole e gli organi, si possono ricondurre a disturbi dell'elemento Legno. Molto spesso uno squilibrio dell'elemento Legno si riconosce attraverso un'asimmetria nel volto o nella struttura fisica, oppure in una forte differenza nella capacità visiva dei due occhi.

Dal momento che il Legno governa i cicli della crescita, se non è equilibrato provoca disturbi quali disordini della crescita nell'infanzia o nella pubertà, mestruazioni irregolari o dolorose, nascite premature, tumori. Altre conseguenze fisiche dello squilibrio dell'elemento Legno sono le malattie degli occhi e i disturbi della vista, compresi miopia e astigmatismo (la presbiopia legata all'età è un fattore fisiologico derivante dalla stanchezza dell'elemento Legno in vecchiaia). Altri disturbi tipici sono l'elevata pressione sanguigna e il mal di testa, localizzato tra gli occhi, nelle tempie o alla sommità del capo. In campo psichiatrico e neurologico, lo squilibrio nel Legno si manifesta in vari tipi di disordini mentali, in particolare nella schizofrenia e in varie forme di epilessia. La schizofrenia è espressione di una personalità divisa; un compito fondamentale del Legno consiste nell'equilibrare le componenti mentali, spirituali e fisiche coordinando l'emisfero destro del cervello all'emisfero sinistro. Ad un livello meno grave, molte persone nella nostra cultura soffrono per una disparità di sviluppo della coordinazione tra i due emisferi del cervello, che si riflette nel crescente numero di persone che ricorrono alla psicotera-

pia e ai farmaci. Ciò deriva, in parte, da un sistema educativo che privilegia il lato sinistro del cervello. Di conseguenza, negli ultimi decenni le persone hanno incontrato sempre più difficoltà nell'armonizzare il pensiero, la logica e la razionalità con l'intuizione, la fantasia, la creatività e i sentimenti.
Nel caso dell'epilessia, il processo è complesso. All'evoluzione di questa malattia contribuiscono molti fattori. Nella maggior parte dei casi l'epilessia deriva da disturbi nel rapporto tra Fuoco e Acqua. Se in una persona l'elemento Acqua si è indebolito, l'Acqua non può generare il Fuoco (vedi la settima parte sui quattro cicli) e, in particolari situazioni di stress, il Fuoco divampa. Questo provoca un attacco epilettico, che non è altro che un corto circuito del cervello.
La connessione tra l'epilessia e l'elemento Legno si trova nella somiglianza tra una collera violenta e un attacco epilettico, come pure in un più profondo processo spirituale che avviene durante una convulsione, e può forse essere totalmente compreso unicamente da uno sciamano. Vorrei precisare che molti veggenti e profeti, come Mosè, erano epilettici o evidenziavano sintomi di quel tipo durante una trance. Molte antiche culture consideravano l'epilessia una malattia sacra, che consentiva all'anima di entrare in una dimensione simile a quella dell'aldilà.
Come è stato evidenziato nella lista delle malattie e dei disturbi connessi al Legno, questo elemento ha una grande importanza non solo nella diagnosi e nella terapia, ma anche per una migliore comprensione dei molti disturbi legati alla civiltà moderna, come emicranie, disturbi mestruali, problemi alla vista ed elevata pressione sanguigna. È importante anche in considerazione del fatto che il numero crescente di comuni malattie aggressive (nelle quali svolge un ruolo importante anche l'elemento Terra, oltre al Legno), non sono totalmente compresi dalla medicina occidentale. Probabilmente una cultura materialistica non è in grado di coglierli appieno, in quanto le cause risiedono per lo più in ambito mentale e spirituale, e spesso indeboliscono un organo al punto da permettere lo sviluppo di infezioni e altri disturbi.
Il trattamento dei disturbi del Legno può risultare difficile, perché il Legno è l'elemento dell'ipocondria. Questo ha un senso se si considera che la confusione e il disordine regnano dove mancano proget-

tazione e decisioni. In questi casi i sintomi vanno e vengono, o sembrano spostarsi da una parte all'altra del corpo. Anche una costituzione debole e sintomi ricorrenti in primavera indicano una malattia connessa con l'elemento Legno, perché la primavera è il momento in cui il Legno manifesta la sua forza.

Se il Legno è equilibrato, la primavera porta nuovi interessi e nuovi obiettivi, insieme ad ambizione e vitalità. In caso contrario, la primavera rappresenterà un periodo di frustrazione, e porterà stanchezza e depressione. Le statistiche dimostrano che il tasso di suicidi cresce in primavera. Grazie a una terapia tradizionale secondo gli insegnamenti dei cinque elementi, è possibile restaurare l'equilibrio per favorire una nuova crescita. Allora l'energia vitale che la primavera apporta al Legno potranno passare al caldo dell'estate, al momento di maturazione della tarda estate, ai frutti dell'autunno, al riposo dell'inverno, quando i semi germinano per preparare un nuovo ciclo di crescita.

Come è possibile vedere l'azione dei cinque elementi sul piano fisico, mentale e spirituale di una persona, così si può cogliere la loro influenza nelle relazioni interpersonali nei diversi ambiti culturali e sociali. I sistemi sociali, nazionali, culturali producono strutture analoghe all'organismo umano. Molte antiche civiltà considerarono la terra come un enorme organismo, con il genere umano come sistema nervoso centrale. Questa analogia chiarisce come il collasso di una parte di questo gigantesco sistema nervoso centrale metta a repentaglio il benessere dell'intero organismo.

Le conseguenze peggiori dello squilibrio dell'elemento Legno si possono osservare in Europa, America del nord e Giappone. In queste regioni altamente industrializzate c'è una frattura nel rapporto con questo elemento. Nel linguaggio degli elementi, questa frattura si può descrivere come un Legno-yang molto forte e autoconsapevole opposto a un debole, denutrito e confuso Legno-yin.

Da una parte, questi paesi hanno conosciuto un lungo periodo di forte espansione. Sono progrediti tecnologicamente, hanno costituito eserciti potenti e diffuso le loro religioni. Hanno imposto la loro volontà e la loro visione del mondo a molti altri popoli. Dalle loro culture vengono molte invenzioni e scoperte. Dall'altra, colpisce lo smarrimento e la crescente insicurezza che affligge molti abitanti delle metropoli di questi paesi "avanzati". Una profonda confusione e un

certo disorientamento emergono dalle discussioni globali sull'ecologia, sulla distruzione delle foreste e nel dibattito sulle armi nucleari. Si discute molto, si fa molta informazione, però manca una concezione organica. Le discussioni generano molti messaggi, ma non rivelano profondità di pensiero. La capacità di riconoscere le connessioni dei fenomeni non è più rispettata, e quindi non viene più coltivata. Chi ha questa capacità viene guardato con diffidenza: Socrate fu avvelenato e Cristo crocifisso. Altri furono calunniati, incompresi, imprigionati, messi a tacere, uccisi. Ci sono numerosi esempi: maghi e streghe nel medioevo, Paracelso, Franz Anton Mesmer, Georg Buchner, Friedrich Nietzsche, Sigmund Freud, Wilhelm Reich, Gandhi e Martin Luther King jr., per fare solo qualche nome. In altre culture, i comportamenti devianti di visionari e profeti erano in certa misura tollerati e perfino incoraggiati. Avevano il diritto di criticare e ispirare la classe dominante; questo era permesso ai buffoni di corte nel medioevo. Al contrario, nella nostra cultura i saggi e i folli sono messi in ridicolo.
La visione lungimirante è il potere del Legno. Di solito, prima che una nuova visione prenda corpo, predominano la confusione, la dissoluzione e il caos. Per questo, in altre culture, gli anziani tolleravano i pazzi e ne rispettavano la saggezza. Uno snodo ulteriore nel rapporto con il Legno è costituito dal nostro atteggiamento nei confronti dell'aggressività. Da una parte, l'aggressività è considerata un peccato nella dottrina cristiana. Nelle relazione interpersonali, alzare la voce o fare un gesto brusco è spesso valutato negativamente. L'espressione naturale dell'aggressività giocosa è stata generalmente limitata e repressa nell'infanzia.
D'altra parte, la cultura occidentale è una delle più aggressive che siano mai esistite. Come suggerisce la Bibbia, ha "assoggettato il mondo". Non è questa la sede per ricordare l'ampiezza delle distruzioni inflitte da questa cultura. L'aggressività, frenata e repressa nelle relazioni sociali, ha portato ad un enorme accumulo di rabbia che continua a scaricarsi sul piano nazionale e culturale. Ci troviamo perciò nella situazione paradossale in cui i leaders del mondo industrializzato parlano di pace e sicurezza mentre producono distruzione. Portano il progresso ad altre culture, e in questo modo le distruggono. La maggior parte delle teorie scientifiche sull'aggressività non

tiene conto degli effetti dell'aggressività sul piano internazionale e culturale. L'aggressività è la nostra "zona di silenzio"; la psicologia ortodossa la considera patologica e distruttiva, qualcosa che va trattato e trasformato.

Un'altra opinione corrente nella cultura occidentale è che l'ira e l'aggressività debbano essere sublimate e trasformate in amore e pace. Sarebbe l'ideale, ma avviene solo se l'ira è stata sfogata nel modo opportuno e mutata naturalmente in gioia e amore. Possiamo osservare questo fenomeno nei bambini i quali, dopo una zuffa, si riconciliano immediatamente. Se l'ira viene repressa e non espressa, e le persone tentano di essere gentili e cortesi in ogni occasione, i sentimenti autentici vengono sostituiti da modelli di comportamenti innaturali. Spesso è il caso di false forme di spiritualità, nelle quali la creatività è sottilmente repressa e sparisce lentamente dalla personalità.

Un altro elemento di negatività che viene proiettato sull'aggressività consiste nella sua stretta associazione con la sessualità. Come è stato osservato negli studi di antropologi e ricercatori come Margaret Mead e Wilhelm Reich, l'aggressività inibita e repressa va di pari passo con l'inibizione e la repressione della sessualità. Detto in termini positivi, un comportamento sanamente aggressivo è condizione di un sano comportamento sessuale, e un sano comportamento sessuale è legato a un comportamento sanamente aggressivo.

Questa correlazione è raffigurata anche nella pittura cinese: il Legno si espande naturalmente, ondeggiando dolcemente e senza impedimenti. Se amate qualcuno fisicamente, spiritualmente o intellettualmente, vi estendete all'interno dello spazio di questa persona. Se abbracciate una persona, lo spazio in cui vi trovate si espande. Questo semplice fenomeno di dolce espansione e di unione con l'altro – che crea uno spazio più ampio di quello individuale – è amore, che appartiene all'elemento Legno.

Anche in questo caso si evidenzia il cattivo rapporto che la cultura occidentale ha con il Legno. Da una parte, l'amore è altamente apprezzato e idealizzato, ma dall'altra è sottoposto a condizioni che ne limitano l'espressione, ingabbiandolo in angusti rituali. I figli dei fiori degli anni Sessanta erano perseguitati e discriminati dalla polizia. Il motto "fate l'amore, non la guerra" appariva una provocazione immorale e anticulturale.

È molto interessante notare che il termine "amore" compare raramente negli antichi testi cinesi. Nell'*I:Ching* non c'è un esagramma che rappresenti la nostra idea dell'amore. C'è la Pace, il Ricettivo, il Creativo, il Ridestato, il Nobile, il Sereno e il Cortese, ma il nostro concetto di amore non vi compare. Questo termine si trova solo nei commenti più recenti.

In un antico testo cinese che si chiama *Da Dsuan,* il Grande Discorso, è scritto:

> Poiché l'uomo diventa come il cielo e la terra, non si oppone ad essi. La sua saggezza abbraccia tutte le cose e la sua mente ordina l'intero mondo. Per questo non commette errori. Agisce su tutte le cose, ma non si fa trasportare da nulla. Egli è pieno di gioia e conosce il destino. Così è privo di preoccupazioni. È soddisfatto della sua situazione e sincero nella sua bontà. Per questo, è capace di esprimere amore.

ESERCIZI MENTALI E FISICI PER STIMOLARE LA CRESCITA DEL LEGNO

Leggendo questa parte del libro, avrete già probabilmente colto qualche informazione importante per la vostra vita. Forse vi siete anche chiesti come questa conoscenza acquisita possa influenzare la vostra salute, i vostri sentimenti o la vostra visione del mondo.
C'è una grande differenza tra il leggere della corsa e dei suoi effetti positivi, e poi trovare il tempo e la voglia di correre, oppure accontentarsi della teoria. Per andare oltre una semplice comprensione intellettuale degli elementi, ho inserito alcuni esercizi per favorire un'esperienza diretta di ciascun elemento. Grazie ad essi, potete toccare, ascoltare, annusare, gustare e vedere cose che la parola scritta non può comunicare. Queste esperienze si verificano nel vostro corpo e si ancorano ai sensi e ai movimenti, per integrarsi al vostro sé.

DOMANDE CHIARIFICATRICI

Le domande di questo capitolo hanno a che fare con il vostro elemento Legno. Potrete scoprire in quali ambiti vi distaccate dalla descrizione del "Legno sano".
Concedetevi perlomeno mezz'ora senza interruzioni per rispondere in modo calmo e ponderato a tutte le seguenti domande. Mettetevi comodi. Leggete una domanda, poi chiudete gli occhi e lasciate che la domanda penetri in voi. La nostra coscienza di veglia è spesso pronta a dare rapide risposte, che sono solo parzialmente vere. Fate attenzione alla prima risposta che vi viene in mente e alle risposte paradossali che appaiono inadeguate.

La vita è uno stato di equilibrio relativo tra vari squilibri che cambiano costantemente. Le piccole deviazioni dalla norma sono tipiche di una vita vissuta. In tutti gli ambiti della nostra vita, oscilliamo avanti e indietro tra due poli. Se rimaniamo bloccati per un lungo periodo sul polo yin o sul polo yang e non esprimiamo l'altro polo, la nostra crescita e la nostra maturazione verranno limitate e la nostra salute fisica e mentale sarà compromessa. Esempi di poli opposti sono: veglia e sonno, rilassamento e attività o tensione, ira e gentilezza.
Usate le domande seguenti per acquisire conoscenza dello stato del vostro elemento Legno e per scoprire i vostri squilibri. Ad esempio, c'è qualcosa di sbagliato nel vostro elemento Legno se siete sempre irritabili ed esplodete alla minima provocazione, ma c'è qualcosa di sbagliato anche se non riuscite ad arrabbiarvi affatto in una situazione in cui siete davvero maltrattati. Alcuni altri esempi: c'è qualcosa che non va nel vostro elemento Legno se avete seri problemi alla vista; se detestate i sapori aspri o avete una preferenza speciale per i cibi acidi; se diventate facilmente irritabili e isterici nelle giornate ventose.
A queste domande non si può rispondere semplicemente con un "sì" o un "no", e nessuno starà a dirvi quanti punti avete totalizzato nell'elemento Legno. Usate le domande per capire se il vostro elemento Legno è più o meno equilibrato. Se ne ricavate l'impressione che il vostro elemento Legno è troppo forte o troppo debole, fate i relativi esercizi che vi aiuteranno a ristabilire l'equilibrio. Se volete sperimentare un cambiamento, fate gli esercizi mentali ed emozionali quali "visione del futuro" e "ira inespressa" per alcune volte al mese, e fate gli esercizi per stimolare la circolazione del *qi* nel Fegato e nella Cistifellea quotidianamente per tre settimane.

- Come mi sento al mattino?
- Come mi sento in primavera?
- Come mi sento nelle giornate ventose?
- Ho una particolare preferenza o una forte avversione per cibi o bevande dal sapore aspro?
- Il fegato e la cistifellea sono sani, oppure ho avuto itterizia, calcoli biliari o attacchi di bile?

- Ho una muscolatura forte o debole?
- Amo il movimento?
- Pratico sport?
- Ho una tendenza all'infiammazione dei tendini o agli strappi muscolari?
- In certe situazioni mi sento bloccato, ma non lascio trasparire nulla e mi arrabbio dopo il fatto?
- Come esprimo ira e frustrazione?
- Quante volte reprimo l'ira invece di esplodere?
- Sono spesso ironico o cinico?
- C'è qualcosa nella mia storia personale che mi provoca amarezza?
- Provo frequentemente un desiderio di vendetta?
- Odio qualcuno?
- Sono spesso irritabile o di cattivo umore?
- Riesco, nella maggior parte dei casi, a raggiungere i miei obiettivi e realizzare i miei progetti?
- Ho un'idea di come vorrei vivere, e la realtà corrisponde a questa idea?
- La mia vista è buona?
- Come affronto le situazioni nuove?

ESERCIZI DEL LEGNO

VISIONE DEL FUTURO

Passate una serata da soli. Fate un bagno e indossate abiti comodi e leggeri. Cercate un posto tranquillo dove potete rilassarvi senza essere disturbati.
Sdraiati sulla schiena, chiudete gli occhi e respirate profondamente e con regolarità per un minuto, come un bambino che dorme. Immaginate poi di viaggiare nell'idea della vostra vita che portate dentro di voi. Riproducete nei dettagli il modo in cui vorreste vivere. Sognatevi in un mondo in cui non ci sono limiti o restrizioni. Se una fata buona potesse aiutarvi a realizzare i vostri desideri, quale lavoro vorreste fare? Con quale partner vorreste vivere? Quanto tempo vorreste avere per voi stessi e per i vostri interessi? Come vorreste che fossero i vostri rapporti con gli altri?

A questo punto non lasciatevi turbare da pensieri negativi o critici. Ignorate il dubbioso, il cinico e il rassegnato. Ogni pensiero può diventare realtà, ma dovete dargli il tempo di mettere radici e svilupparsi.
Il momento migliore per immaginare il futuro è in febbraio o marzo, ma potete fare questo esercizio anche in altri periodi, specialmente prima di prendere decisioni importanti. Una visione si rafforza se la riportate in un diario e la visualizzate spesso nei minimi dettagli.

Ira inespressa

Se incontrate difficoltà a dare sfogo alla vostra ira in presenza di altre persone, provate il seguente esercizio:
Ritiratevi in una stanza oppure cercate un posto all'aria aperta dove non sarete disturbati. Ripensate a una situazione concreta in cui non avete osato dare libero corso all'ira. Prendete un cuscino e immaginate che sia la persona con la quale siete entrati in conflitto. Parlate liberamente, come se quella persona si trovasse di fronte a voi. Dovete sentirvi forti, alzare la voce, urlare e diventare materiali. Esagerate un po' e lasciatevi andare alla situazione.

Irritazione quotidiana

Praticate la manifestazione di comportamenti aggressivi per qualche giorno. Cercate le situazioni che vi fanno adirare e incontrate le persone che sapete vi provocheranno. Esprimete con forza la vostra ira. Osservatevi mentre siete adirati. È come pensavate che fosse?
So che è difficile. Lo scopo dell'esercizio è di eliminare il comportamento automatico verso le difficoltà e gli ostacoli. Se non riuscite affatto ad arrabbiarvi, questo esercizio dovrebbe esservi d'aiuto in modo particolare: vi "allenate" a reagire con decisione per riuscire a farlo quando è effettivamente necessario, perché in una situazione reale è più difficile, dal momento che esistono sempre molti motivi per non alzare la voce. Se siete delle teste calde, questo esercizio sarà utile per diventare consapevoli del vostro tipo di ira. Se create deliberatamente una situazione in cui adirarvi, state cominciando a padroneggiare la vostra aggressività e il vostro tipo di ira cambierà, perché la consapevolezza trasforma le risposte emozionali automatiche.

Movimento

Il movimento fisico che provoca traspirazione rafforza l'elemento Legno. Oltre ai lavori pesanti, molti sport raggiungono lo scopo. Le arti marziali (ad esempio judo, karate e aikido) rafforzano in modo particolare un elemento Legno debole e combattono l'eccesso di peso.

ESERCIZI PER I MERIDIANI DEL FEGATO E DELLA CISTIFELLEA

Sapete com'è con gli esercizi: preferiremmo pensarli piuttosto che farli. Se però volete rafforzare un elemento, dovete fare gli esercizi per i meridiani dell'elemento corrispondente ogni giorno per almeno tre settimane. Dopo tre settimane, valutate gli effetti che gli esercizi stanno avendo sul vostro corpo e sulla vostra vita mentale e emotiva. Poi decidete se fare gli esercizi per tre mesi. Se fate regolarmente gli esercizi, sentirete crescere la forza del Legno nel vostro corpo e nelle vostre azioni; vi sentirete più in forma e più decisi, e la vostra visione lungimirante probabilmente migliorerà.
Per ogni organo vengono descritti due esercizi. Essi rafforzano la circolazione del *qi* nell'organo e nel meridiano corrispondente. In questo modo potenziano le funzioni fisiologiche, emotive, mentali e spirituali dell'organo. Il primo esercizio consiste in una postura fisica combinata alla visualizzazione del meridiano corrispondente. Questo esercizio vi aiuta anche a sviluppare la percezione della qualità dell'organo corrispondente e dell'elemento. Il secondo esercizio attiva direttamente la circolazione del *qi* nel meridiano.

Rafforzare il Legno-yang: la postura della Cistifellea

La postura della foto descrive l'essenza della concezione cinese della Cistifellea. Rappresenta lo spirito dell'inizio, il mettere in opera qualcosa di nuovo, il prendere decisioni, e l'essere guidati. Raffigura la vita come "la via", e il senso del percorrere attivamente quel cammino.
Questa postura vi introdurrà alla circolazione del meridiano della Cistifellea. Immaginate un fiume di energia rosso o arancione, largo circa due pollici, che parte dal vostro occhio destro e scorre fino ai vostri piedi; questo è il meridiano. Rafforzate l'immagine con ogni espirazione.

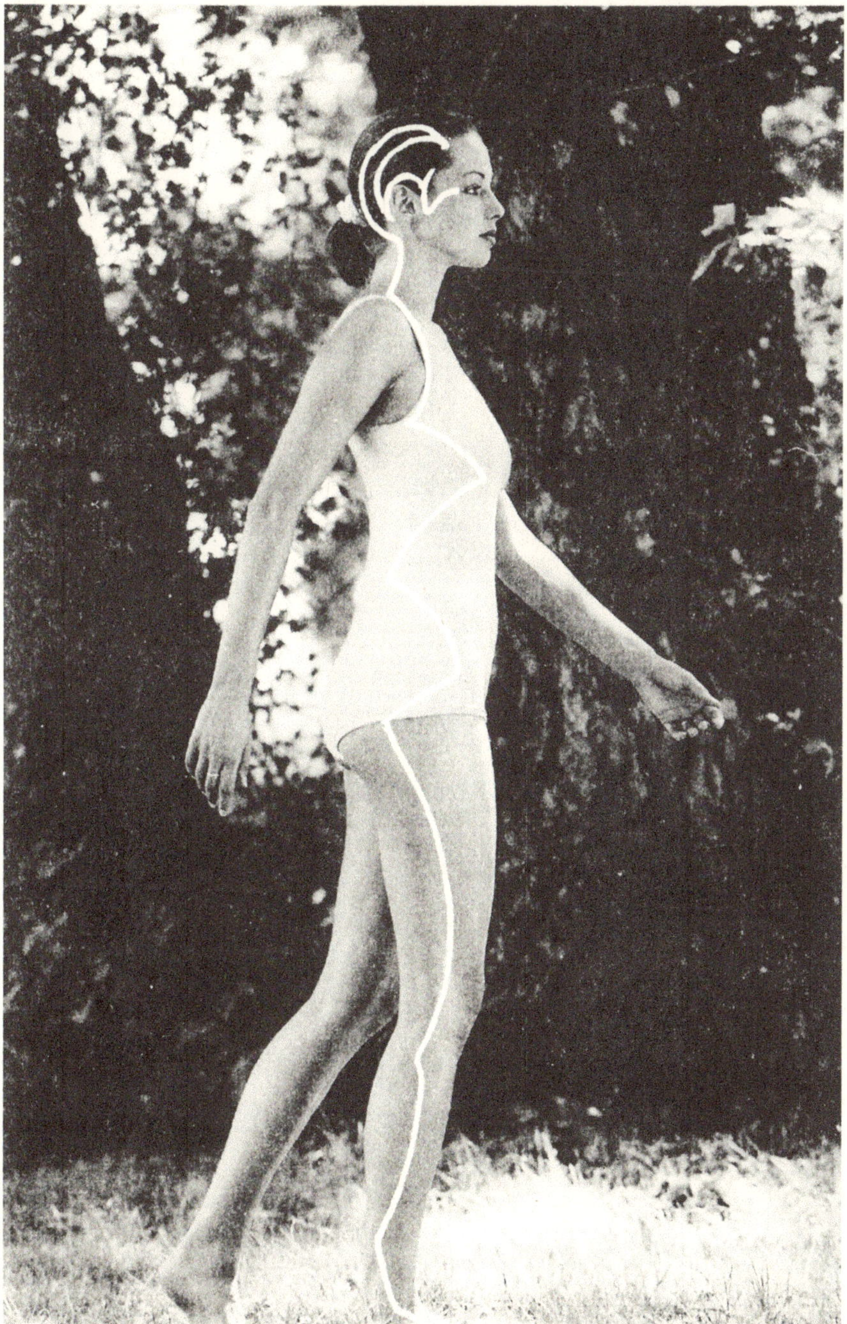

Cominciate poi a camminare avanti e indietro, continuando a concentrarvi sul flusso del meridiano. Dopo due o tre minuti, ripetete l'esercizio visualizzando il meridiano della Cistifellea sul vostro lato sinistro.

Attivare il meridiano della Cistifellea

Stando in piedi, tenete le gambe parallele e distanti circa 60 centimetri. Le spalle devono essere rilassate, le braccia lungo il corpo. Le ginocchia devono essere leggermente piegate.

Stendete le braccia tese sopra la vostra testa, con i palmi delle mani uno di fronte all'altro.

Inspirando, piegate il corpo a sinistra, nella massima estensione possibile. Le braccia devono rimanere tese. Quando vi allungate sul fianco, mantenete il tronco allineato e guardate dritto davanti a voi. Lasciate che il peso del vostro braccio destro tenda il lato destro al punto da darvi la sensazione di un arco teso che arriva fino al piede destro.

Tornate in posizione verticale. Espirate a fondo e, con le mani chiuse a pugno, portatevi con un movimento improvviso in posizione curva, piegando le ginocchia.

Inspirando, ritornate in posizione eretta e ripetete l'esercizio, stavolta piegandovi a destra.

Ripetete questo esercizio dieci volte per lato.

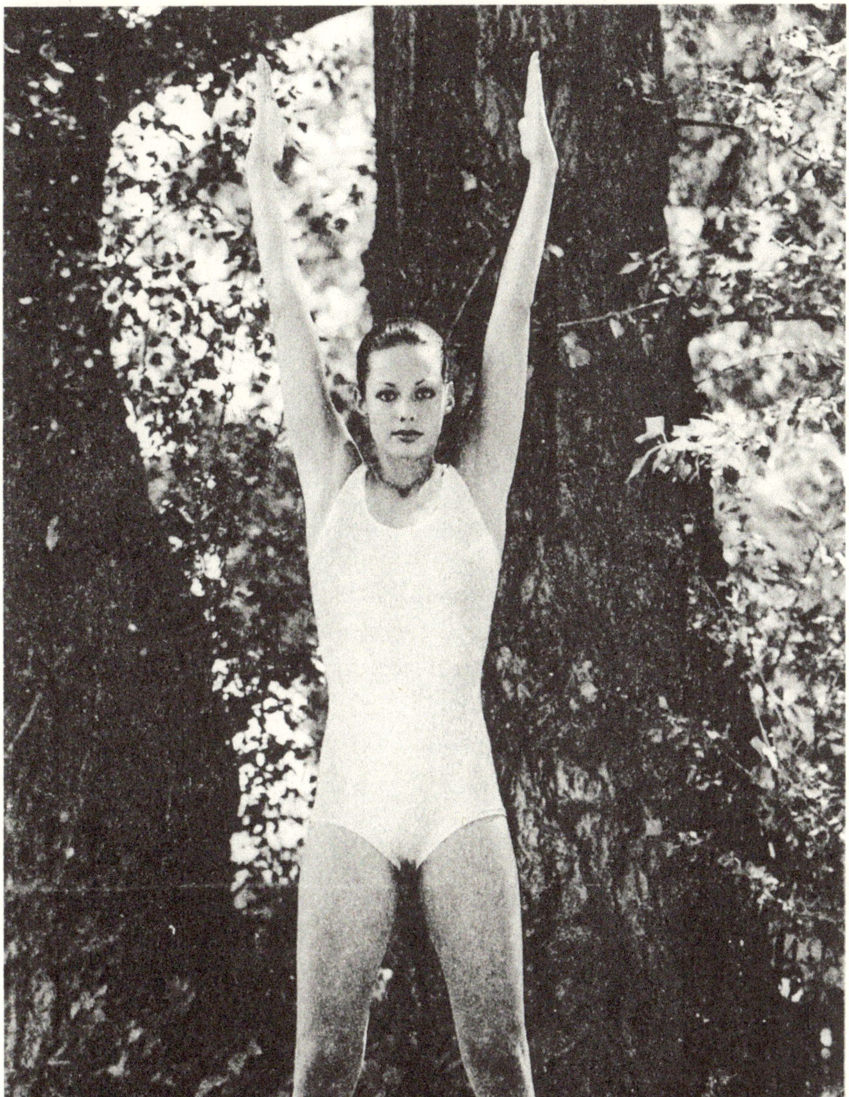

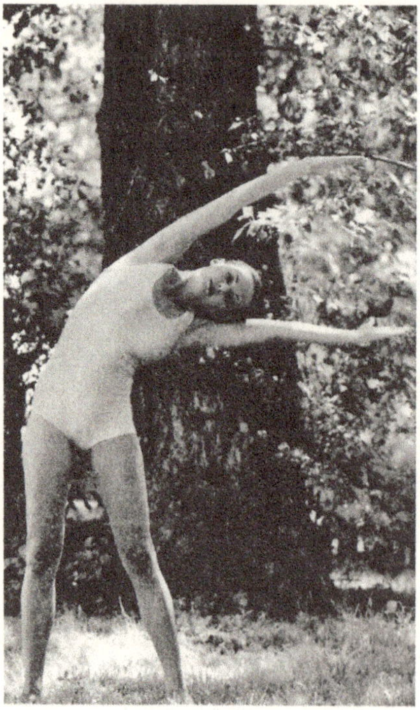 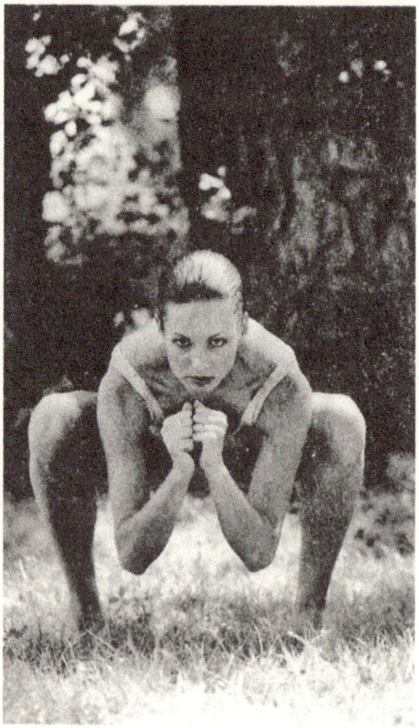

RAFFORZARE IL LEGNO-YIN: LA POSTURA DEL FEGATO

Questa postura incarna l'essenza dell'energia del Fegato: l'albero, la crescita fisica e la serena concentrazione sull'essenziale.

Visualizzate il meridiano del Fegato come un fiume di energia che scorre dall'alluce al torace. Rafforzate la visualizzazione con ogni inspirazione. Rimanete in questa posizione per almeno un minuto. Poi ripetete l'esercizio con l'altra gamba. Se avete difficoltà a restare in equilibrio, è segno che non siete sufficientemente radicati in voi stessi.

Attivare il meridiano del Fegato

1. Sdraiatevi sulla schiena e portate le caviglie verso le natiche, in modo che le ginocchia siano flesse e puntino verso il soffitto. Tenete le caviglie con le mani. I piedi devono toccare interamente il suolo.
2. Inspirate mentre sollevate i fianchi il più in alto possibile dal terreno, ed espirate mentre riportate in basso il corpo.

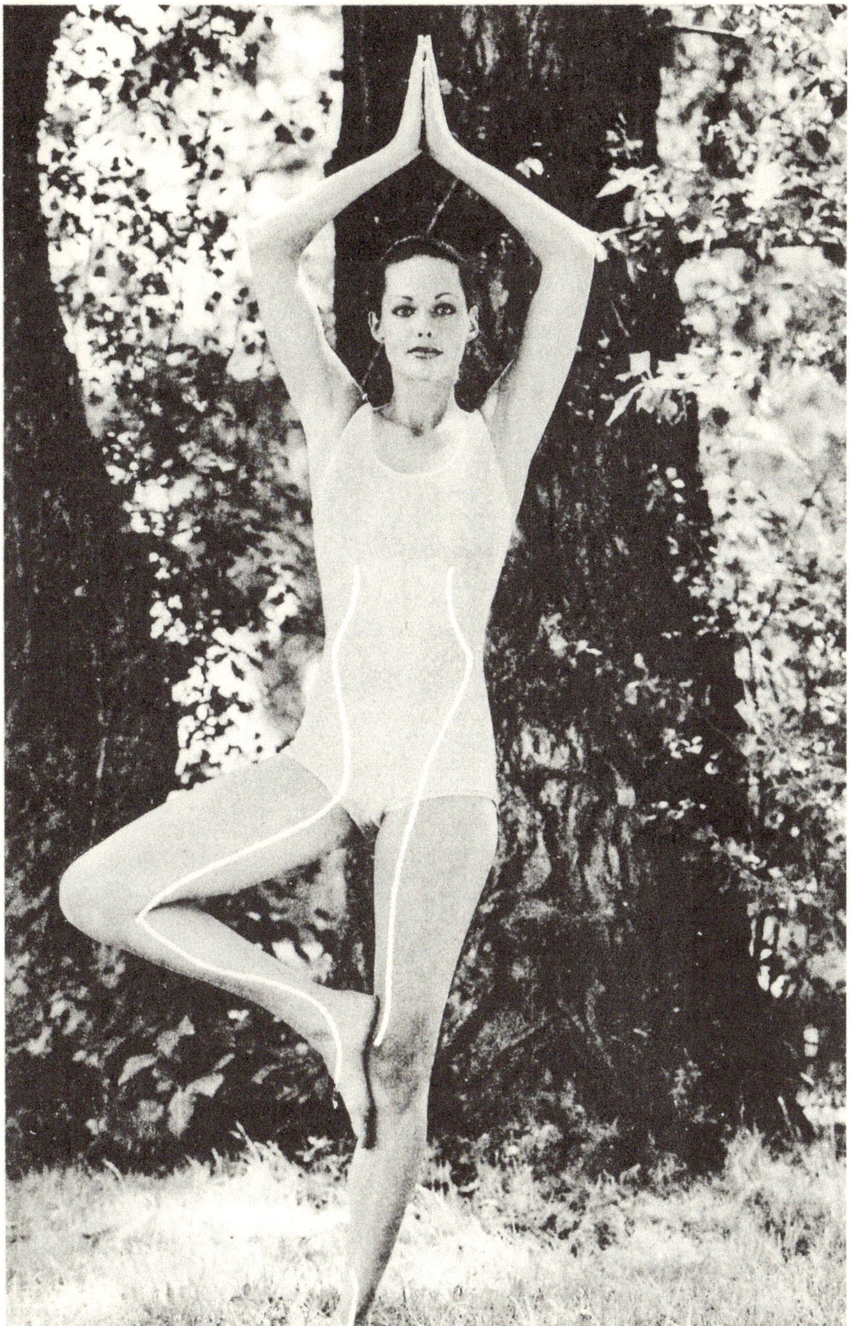

3. Ripetete questo esercizio per un minuto. Poi sollevate quanto più possibile i fianchi per l'ultima volta e restate in questa posizione. Contemporaneamente, tendete al massimo le natiche e i muscoli dello stomaco. Poi abbassatevi e rilassatevi.
4. Giacete distesi con gli occhi chiusi e siate consapevoli del vostro corpo.

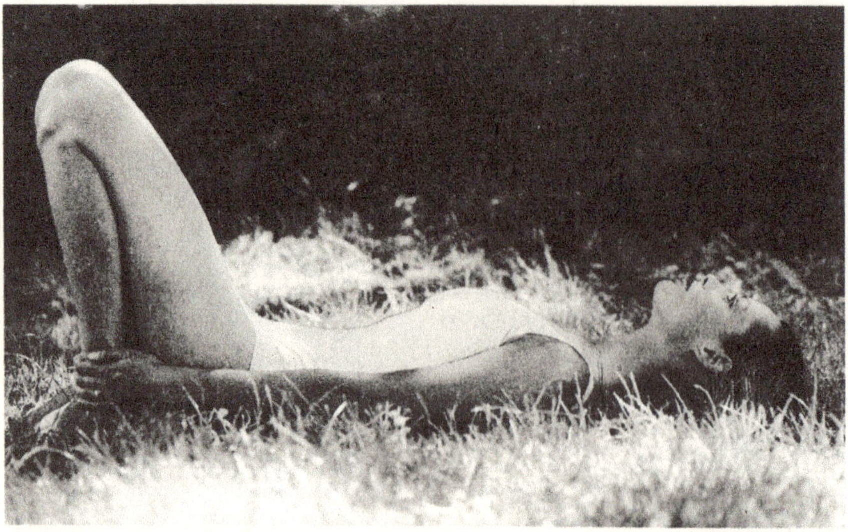

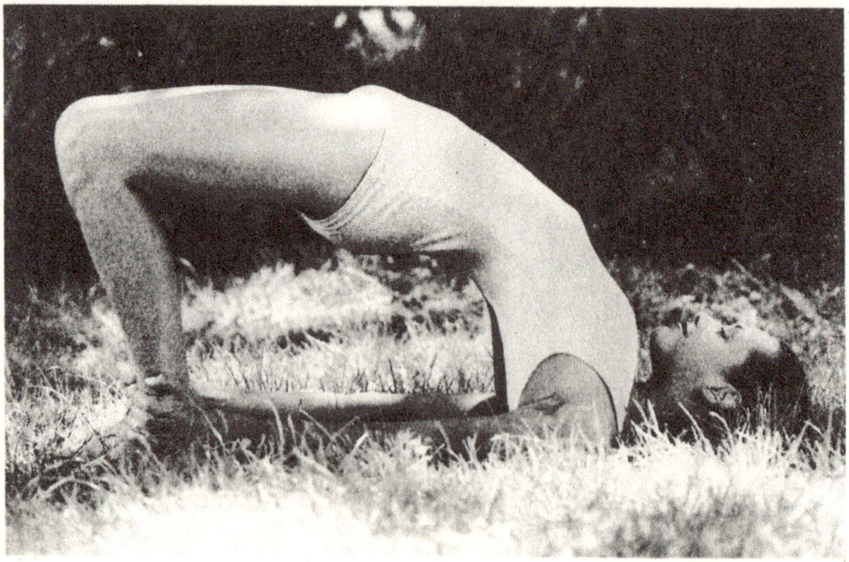

TERZA PARTE

火

FUOCO

L'ELEMENTO FUOCO

La forza del Fuoco si manifesta nel pomeriggio e nel sud, nel calore del sole, nella fioritura e nell'estate. Il Fuoco succede al Legno nel ciclo *Sheng*; per accendere il fuoco si usa il legno (vedi la settima parte del libro che riguarda i quattro cicli). Il Fuoco è chiamato "il vecchio yang". Il Fuoco è l'unico elemento che si incarna in quattro organi: Cuore, Intestino Tenue, Pericardio o Governatore del Cuore, e Triplice Riscaldatore. Il Fuoco si manifesta nella lingua e nella parola, e governa i vasi sanguigni: capillari, arterie e vene. Il suo fluido corporeo è la traspirazione.

La natura del Legno è l'espansione, la crescita in tutte le direzioni. L'energia del Fuoco si dirige verticalmente in alto, dalle profondità della terra verso il cielo, dal materiale allo spirituale, dall'incoscienza alla consapevolezza, nella direzione opposta a quella della forza di gravità. Sul piano mentale ed emozionale, il Fuoco porta la gioia, la danza, il sorriso, la consapevolezza e la visione organica delle cose. I suoi colori sono rosso e porpora.

La Cina antica aveva una cultura di corte con una rigida gerarchia. L'ordine sociale, incentrato sull'imperatore e la famiglia reale, era considerato responsabile del mantenimento dell'armonia tra cielo e terra. A differenza della filosofia greca (che parte dal cosmo e dalle leggi naturali) e della filosofia indiana dei *Veda* e delle *Upanishad* (che considera il sé interiore l'essenza dell'universo), la cosmologia cinese è incentrata sull'etica e sull'ordine sociale: il giusto comportamento individuale produce l'ordine nella natura. Se la società, al centro della quale c'erano l'imperatore e la sua corte, avesse seguito le leggi del *Tao*, il paese sarebbe stato risparmiato dalle catastrofi, comprese inondazioni, siccità, epidemie, carestie e tifoni. Questa concezione socio-mistica manteneva unita la società.

La stessa concezione si ritrova anche nella medicina cinese, nella quale il corpo umano era paragonato alla corte, e i vari organi ai funzionari. Se gli individui adempivano ai loro doveri sociali, placavano i loro demoni e mantenevano il contatto con gli elementi attraverso gli organi, i pensieri e le azioni, le malattie non li avrebbero attaccati.

Il primo organo yin del Fuoco è il Cuore. È chiamato il Principe del Fuoco, il più alto signore degli organi. È considerato il centro della coscienza, dei sentimenti e dei pensieri. *Yin Shen*, lo spirito del Fuoco, governa il cuore. Il carattere cinese *shen* può essere tradotto come "spirito", "anima", "Dio", "pio", e "efficacia". Il significato di questo carattere può essere colto quando si dice che una persona ha spirito, nel senso di entusiasmo, lucidità e vigore.

Shen ha due case. La residenza inferiore è il cuore, nel quale assicura sentimenti equilibrati e un modo di parlare chiaro e sincero. La residenza superiore è il terzo occhio, o *chakra* della fronte (*chakra* è un termine sanscrito che indica i centri dell'energia), dove genera chiarezza mentale e scelte di vita consapevoli. Se in una persona sono presenti queste caratteristiche, lo *Shen* di questa persona è forte e in salute. Lo si riconosce da una scintilla o da una luce nello sguardo.

Se invece *Shen* è confuso o carente di energia, lo si nota in una mancanza di chiarezza o di organizzazione del pensiero; in difetti nell'articolazione del linguaggio, che vanno dalla pronuncia blesa alla balbuzie e al mutismo; oppure in alti e bassi emotivi, per cui un momento si grida di gioia, e un momento dopo si vorrebbe morire. Vi rientrano diverse forme di isteria e manie depressive. Uno *Shen* disordinato si manifesta in nervosismo, apprensione, panico, insonnia, e in uno sguardo offuscato. Tutti questi sintomi sono causati da disturbi dell'elemento Fuoco.

Se l'energia del Fuoco nel cuore è troppo forte, i cinesi la definiscono *Shi*, in eccesso. Si manifesta in loquacità, traspirazione eccessiva e tensione nervosa. Chi si trova in questa condizione pensa di dover avere tutto sotto controllo, di dover gestire ogni cosa. In genere non riescono a lasciar assumere agli altri le loro responsabilità. Si tratta di una caratteristica di quella che oggi viene chiamata "malattia del manager", che spesso porta al collasso cardiaco. La personalità appartenente al "tipo A" e le sue malattie legate allo stress, caratterizzate da elevata pressione sanguigna e attacchi di cuore, rilevano uno stato *Shi* di questo organo. Come vedremo più avanti, questo squilibrio è tipico di un deficit energetico dell'elemento Acqua.

Se l'energia del cuore è troppo debole, si definisce *Xu*, carente. Questo provoca disturbi come l'incapacità di esprimersi con chiarezza, mutismo totale o parziale, e un senso del gusto offuscato o assente, sia nella lingua che nella psiche.

Il secondo organo yin del Fuoco è il Pericardio, detto anche Rifugio del Cuore o Governatore del Cuore. Nella tradizione cinese è indicato come il primo ministro o il cancelliere del Principe di Fuoco, come guardia del corpo e protettore del cuore, come il suo castello, il suo compito è di proteggere il principe dai torti e dalla sconfitta, dare ordini agli ufficiali di corte e ai sottoposti, e riferire al principe circa il suo benessere. Nell'uomo comporta la capacità di essere generosi verso se stessi e gli altri, di irradiare calore e di amare. Il Governatore del cuore si manifesta nella capacità di dare e in quella di accogliere lagnanze, critiche e amore dagli altri. Se questa caratteristica è molto sviluppata, si ha una persona che parla con il cuore, cordiale e affettuosa, entusiasta, spiritosa e sincera. In caso contrario, parliamo di persone fredde o meschine, perché hanno un cuore di pietra. Una grave forma di infiammazione del Pericardio porta, sul piano organico, al cosiddetto "cuore corazzato".

Nella fisiologia cinese, i compiti del Cuore e del Pericardio includono anche la conservazione e la regolazione del sistema circolatorio. Di conseguenza, vene e arterie rientrano nella categoria dei "tessuti" del Fuoco. Il Cuore, il Pericardio, i vasi sanguigni e tutti quegli ormoni e meccanismi regolatori, che hanno a che fare con il mantenimento e il controllo del sistema circolatorio attraverso la dilatazione o la contrazione dei vasi sanguigni, formano un'unità funzionale.

Negli antichi testi cinesi, si parla del Pericardio come del Rene-yang. Nella medicina cinese moderna, il termine "Rene-yang" si riferisce alle ghiandole surrenali, la funzione principale delle quali, oltre alla regolazione del metabolismo, consiste nel controllo del sistema circolatorio e dei livelli fluidici ed elettrolitici. Ciò significa che, anticamente, il Pericardio era ritenuto relativo all'elemento Acqua, mentre, in questo secolo, il Pericardio è considerato il secondo organo del Fuoco-yin. È importante tuttavia ricordare che le funzioni del Rene-yang e del Pericardio sono strettamente collegate, e che il Pericardio occupa una posizione centrale tra il Rene e il Cuore, tra l'Acqua e il Fuoco, tra il polo superiore e il polo inferiore di una persona.

Per comprendere meglio tutto ciò, si deve osservare che i cinesi riconoscono sei differenti strati di energia nell'organismo umano, e ciascuno strato deve essere nutrito, mantenuto e regolato da due organi. Lo strato più interno, il nucleo del corpo e della personalità, è composto dal Rene e dal Cuore. Questi due organi costituiscono il nostro asse verticale, la nostra polarità fondamentale di *hara* e testa. Il Cuore e il Rene formano la polarità di Acqua e Fuoco, sopra e sotto, cielo e terra, Dio e il diavolo, Zeus e Ade, Giove e Plutone.

In India, il culto di Shiva, il distruttore, è messo sullo stesso livello di quelli di Brahma, il creatore, Vishnu, il conservatore. In Cina, l'equilibrio tra sopra e sotto, destra e sinistra, è ritenuto altamente desiderabile. Comunque, nella civiltà occidentale, si dà maggiore importanza al polo superiore. Questa convinzione ha prodotto uno sforzo unilaterale – diretto "in alto", al "bene", "a raggiungere il cielo" – e con esso, alla creazione del male e alla nostra concezione dell'inferno. Nelle culture occidentali, gli ambiti del Fuoco – amore, linguaggio, intelletto – sono più apprezzate delle profondità dell'Acqua – la sessualità, la meditazione e la penetrazione delle profondità dell'anima. Basti pensare al Prologo del Vangelo di Giovanni: "In principio era il Verbo, e il Verbo era presso Dio, e Dio era il Verbo. E il Verbo si fece carne e dimorò fra noi".

Se il Pericardio è in equilibrio, forma un ponte tra Acqua e Fuoco, e noi sperimentiamo una sessualità completa, che dà felicità e allegria. Se il *qi* scorre nel Pericardio, avvertiamo una profonda connessione tra desiderio sessuale e amore, e possiamo dare e ricevere liberamente. Negli anni Settanta, nel tentativo di riscattare la sessualità, la nostra cultura pose l'accento sull'orgasmo, invece che sui bisogni dell'anima. Solo negli anni Ottanta – in parte per l'esplo-

sione dell'AIDS – ritornò ad essere molto importante l'unione di Acqua e Fuoco nell'amore e nella sessualità.
Sebbene il Cuore e il Pericardio siano due organi yin appartenenti allo stesso elemento, hanno compiti molto diversi. Il cuore è responsabile degli "affari interni". Le sue funzioni comprendono la chiarezza mentale, il linguaggio, la responsabilità e la motivazione. Ciò è evidenziato anche dai nomi di alcuni punti del meridiano del Cuore. *Shenmen* (Cuore 7) significa "Porta dello Spirito" o "Porta della Coscienza". *Tongli* (Cuore 5) significa "Rapporto all'interno". D'altra parte, il Pericardio è responsabile per gli "affari esterni", regolando la circolazione sanguigna, il battito e la frequenza cardiaca. Mani e piedi freddi sono sintomi di una carenza di energia nel Pericardio. Una persona con poco calore ha un deficit di energia nel Pericardio. Si tratta di persone che non trovano molta gioia nella sessualità, persone avare del proprio tempo, che hanno bisogno di molto tempo per sciogliersi, o di persone introverse che non sanno ridere.
Per questo i punti del meridiano del Cuore si utilizzano generalmente nel trattamento di disturbi psicologici, come insonnia, nervosismo, manie depressive ed epilessia. Sono usati anche per trattare disturbi del linguaggio e persone che hanno difficoltà nell'ascoltare gli altri. Comunque, i punti del meridiano del Pericardio agiscono maggiormente quando si tratta di problemi fisici relativi al cuore, ad esempio mal di cuore, angina pectoris, tachicardia, irregolarità del battito cardiaco o problemi di circolazione. Ma, ovviamente, i punti del meridiano del Pericardio hanno anche un marcato effetto psicologico.
L'Intestino Tenue è l'organo yang assegnato al Cuore. La chiave per comprendere le sue funzioni è nell'assimilazione del nutrimento nel processo digestivo. Come è responsabile dell'assorbimento del nutrimento nel sangue, l'Intestino Tenue è responsabile anche, sul piano intellettuale, dell'assorbimento delle idee. Una carenza di energia nell'Intestino Tenue si manifesta in una persona che prende dagli altri conoscenze, convinzioni e credenze maldigerite, e non è capace di sviluppare autonomamente una sua personale idea. Una persona con capacità di assorbimento si riconosce dal sorriso negli occhi e attorno alle labbra.

Il Triplice Riscaldatore, o Sanjiao, è il secondo organo yang del Fuoco; è assegnato al Pericardio. Il Triplice Riscaldatore è un'associazione di varie funzioni nel corpo e nella mente, piuttosto che una realtà organica. Gli insegnamenti cinesi parlano del Sanjiao come delle "tre cavità brucianti" nell'organismo: il torace (per la respirazione), l'addome (per la digestione), e il bacino (per l'escrezione e la riproduzione). Il compito del Triplice Riscaldatore consiste nel collegare queste tre aree del corpo, coordinando, ad esempio, la profondità e la frequenza del respiro in relazione alla digestione e alla sessualità, e regolando l'equilibrio e la temperatura corporea. Si ritiene che il termine cinese Sanjiao comprenda anche i vari centri per la regolazione della temperatura corporea che si trovano nel cervello, in particolare l'ipotalamo.
Il Triplice Riscaldatore è l'organo più complesso, e per questo è anche il più facile allo squilibrio. Nei testi classici compare come il ministro degli esteri del Fuoco, il protettore degli organi yin e yang, il ministro dell'energia che sovrintende la produzione dei vari tipi di *qi*, e ne garantisce la distribuzione nel corpo.
Se in una persona l'elemento Fuoco è equilibrato, l'estate porta gioia e pienezza. Si tratta di persone dotate di un equilibrio interno grazie al quale padroneggiano gli eventi. Sanno quando parlare e quando tacere. Gioiscono senza esagerare. Sono in grado di guidare gli altri, ma sanno quando è il momento giusto per frenare. I loro occhi risplendono. Conoscono la bontà e la magnanimità, e hanno buon gusto.

ESERCIZI MENTALI E FISICI PER ALIMENTARE IL FUOCO

DOMANDE CHIARIFICATRICI

Ponetevi le seguenti domande come avete fatto con il Legno:

- Come mi sento in estate, nel caldo, o al sud?
- Traspiro facilmente?
- Parlo troppo o troppo poco?
- Riesco a comunicare in modo soddisfacente i miei bisogni e le mie idee?
- Reagisco spontaneamente a una situazione imprevista e inattesa?
- Ascolto gli altri attentamente, o penso a cosa voglio dire mentre gli altri stanno ancora parlando?
- Quando è stata l'ultima volta che ho riso di cuore?
- In quale situazione manco di senso dell'umorismo?
- Gli altri mi considerano talvolta arrogante, altezzoso e orgoglioso?
- Gli altri mi giudicano duro, spietato e crudele?
- Ho spesso le mani e i piedi freddi?
- Compio le mie scelte molto seriamente?
- Sono pronto ad affidare agli altri compiti e decisioni importanti?
- Dormo profondamene o soffro di insonnia?
- Il mio cuore è in salute?
- Ho chiaro in mente cosa è importante per me nella vita?
- Trovo difficile controllare sempre ciò che succede intorno a me?
- A volte sono felice come un bambino?
- Chi amo?
- Provo talvolta una profonda gioia quando faccio l'amore?

- Mi capita di cominciare a ridere per la felicità quando faccio l'amore?
- Gli altri vedono una scintilla, uno splendore nei miei occhi?

ESERCIZI DEL FUOCO

Contemplare il fuoco

Recatevi nel bosco di pomeriggio, raccogliete della legna e accendete un fuoco. Sedetevi sul lato nord del fuoco rivolti verso sud, in modo da guardare il fuoco. Dirigete la vostra attenzione senza sforzo e costantemente verso le fiamme, fino a che avvertite che la mente si è calmata e la vostra coscienza è stata pervasa dal fuoco. Mentre fate questo, immaginate che i vostri pensieri vengano divorati dal fuoco e che la vostra mente sia diventata un'unica fiamma. Fruite di questa condizione per circa quindici minuti.

Meditazione della luce

Questa tecnica è utile per calmare la mente. Ponete una candela accesa a due o tre piedi da voi. Guardate la fiamma senza battere le palpebre. Rilassate gli occhi e lasciatevi andare allo stato descritto sopra.

Fate questo esercizio una volta al giorno per due o tre settimane, se volete provarne l'efficacia sulla vostra vita.

Meditazione dello specchio

Sedete comodamente davanti a uno specchio e osservate i vostri occhi per almeno mezzora. Guardate senza fissare un punto in particolare, in modo da poter vedere tutto il viso. Dopo un po' di tempo, vedrete altri volti e immagini sovrapporsi alla vostra ben nota faccia. Questo accadrà più facilmente se fate questa meditazione al tramonto o al lume di candela.

Potete fare questo esercizio anche con un partner. Sedete l'uno di fronte all'altro a circa cinque piedi di distanza, e guardate l'uno negli occhi dell'altro per almeno mezzora. Potete fare questo esercizio con la persona che amate; può essere utile anche nel caso abbiate avuto un contrasto in cui la discussione è ormai inutile.

ESERCIZI PER I MERIDIANI DEL CUORE, DEL PICCOLO INTESTINO, DEL PERICARDIO E DEL SANJIAO

RAFFORZARE IL FUOCO-YIN: LA POSTURA DEL CUORE

Questa postura parla da sé. Esprime grazia e abbandono, semplicità e chiarezza, la capacità di essere un re come un servo.
Praticate questa postura quando siete confusi, quando il disordine regna nella vostra vita, o quando percepite di essere costantemente sotto stress e non capite perché disperate che qualcuno possa aiutarvi.
Visualizzate il meridiano del Cuore, che va dall'ascella all'interno del mignolo.
Intensificate l'immagine di questo flusso di energia nei vostri pensieri ogni volta che espirate. Mantenete questa postura per almeno tre minuti.

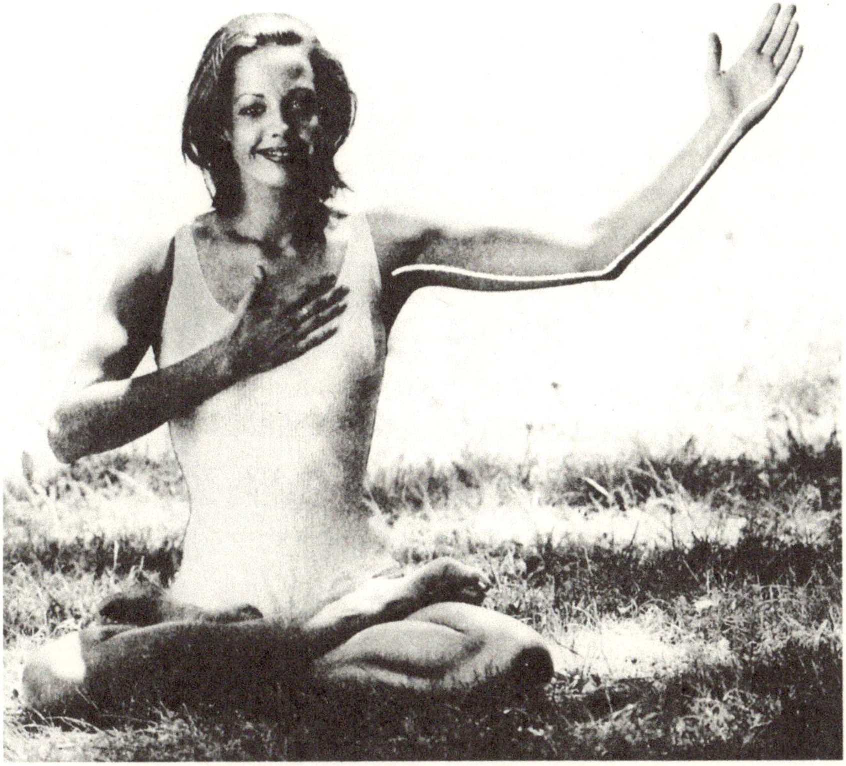

Attivare il meridiano del Cuore

1. In posizione eretta, piedi paralleli distanti circa due piedi, tenete le braccia piegate, le spalle rilassate, con i palmi delle mani verso l'alto.
2. Chiudete le mani a pugno senza stringere.
3. Immaginate una riserva di energia (*qi*) proprio al di sotto dell'ombelico; questo punto si chiama *hara.*
4. Immaginate che, ad ogni espirazione, il *qi* penetri nel pugno sinistro, e muovete il pugno orizzontalmente in avanti, come per colpire qualcosa. Fate questo movimento lentamente.
5. Con la successiva inspirazione, riportate il pugno nella posizione di partenza.
6. Fate lo stesso movimento con il braccio destro.
7. Espirando, distendete lentamente il pugno sinistro orizzontalmente di lato. Inspirando, riportatelo alla posizione di partenza.
8. Fate lo stesso con il braccio destro.
9. Ripetete questa sequenza di movimenti almeno cinque volte. Quando espirate, immaginate che il *qi* compia il movimento e, quando inspirate, immaginate che il *qi* ritorni nell'*hara* (il bacino).

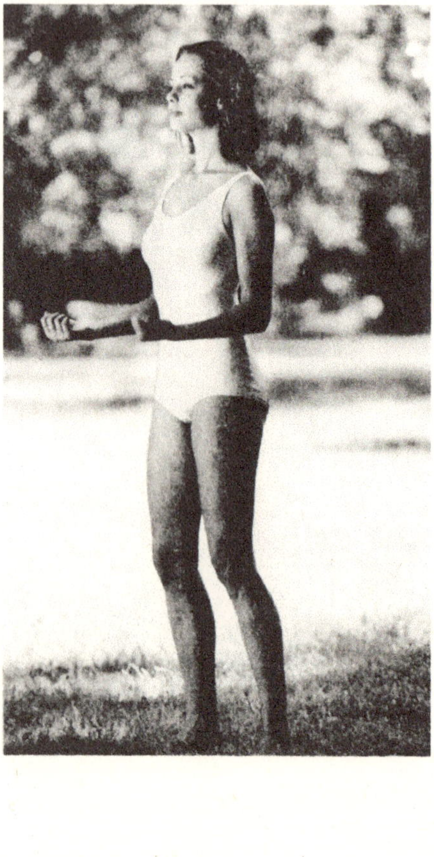

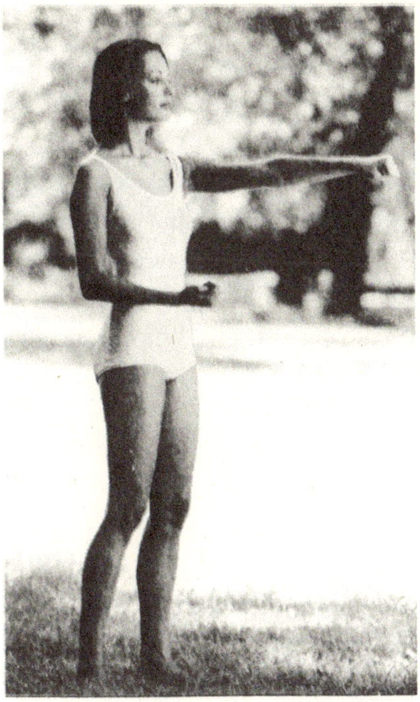
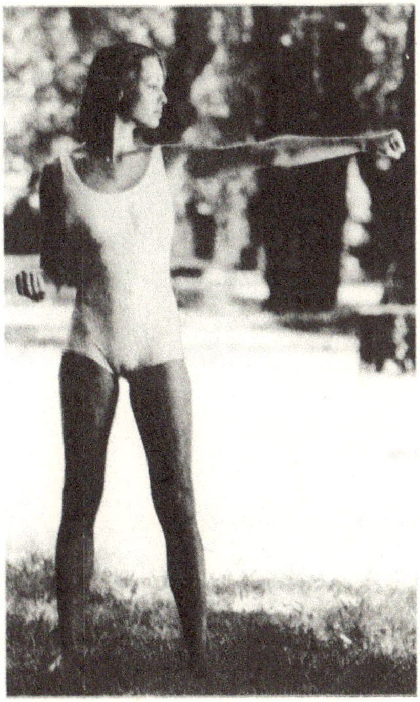
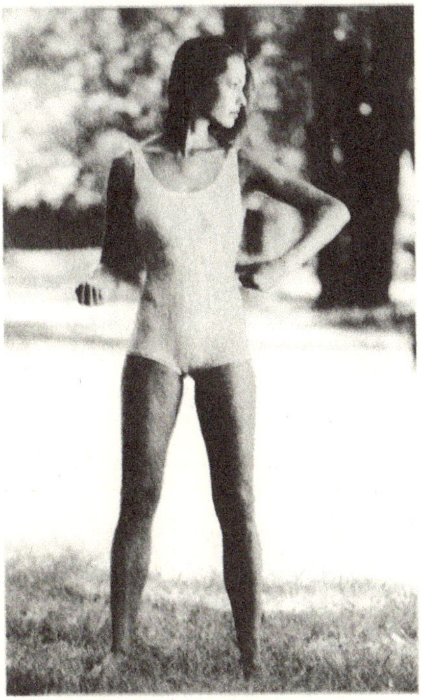

La postura del Pericardio

Questa postura incarna l'essenza del Pericardio: apertura, calore, volontà di dare e di ricevere dagli altri. Questa postura può aiutarvi a sviluppare queste caratteristiche.

Quando siete in questa postura, visualizzate il meridiano come indicato nella foto. Il meridiano va dal cuore alla mano, e parte a un pollice dai capezzoli per arrivare, passando all'interno delle braccia, all'ultima giuntura del dito medio. Immaginate intensamente il flusso di energia quando espirate. Restate in questa posizione fino a che sentite le mani calde e cariche di energia.

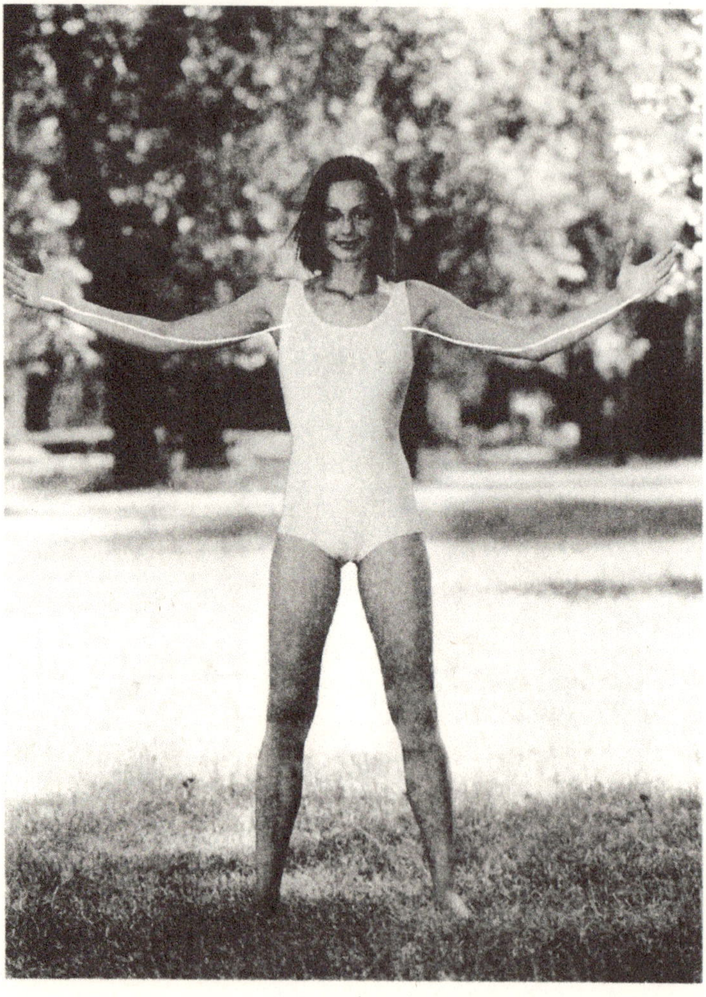

Attivare il Pericardio

1. Sedete sul pavimento e unite le piante dei piedi.
2. Mettete le mani sotto i piedi con i palmi rivolti verso l'alto, in modo che tocchino l'esterno delle caviglie. Il punto centrale all'interno del polso è Pericardio 7, la Fonte. L'esercizio serve a stimolare questo punto.
3. Espirando, distendete lentamente la parte superiore del corpo in direzione dei piedi. Inspirando, ritornate alla posizione iniziale. Fate questo esercizio per un minuto, poi restate seduti in questa posizione ad occhi chiusi, sperimentando gli effetti dell'esercizio.

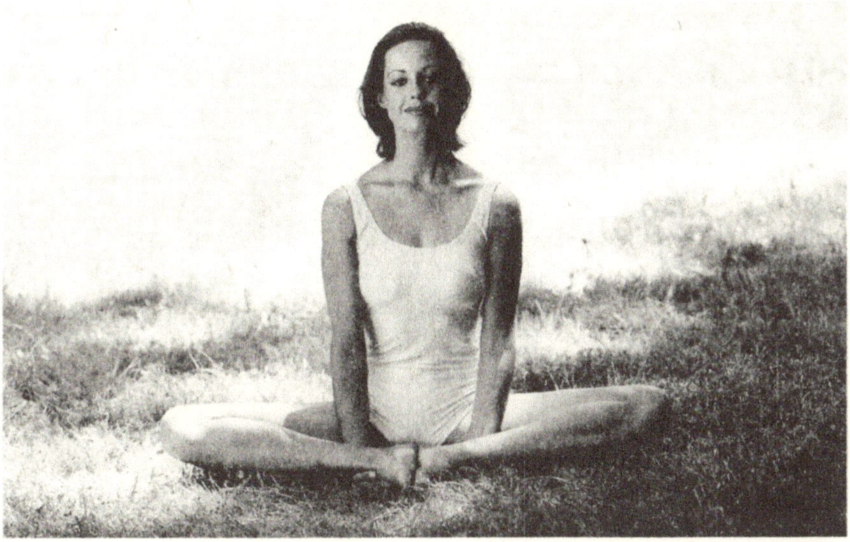

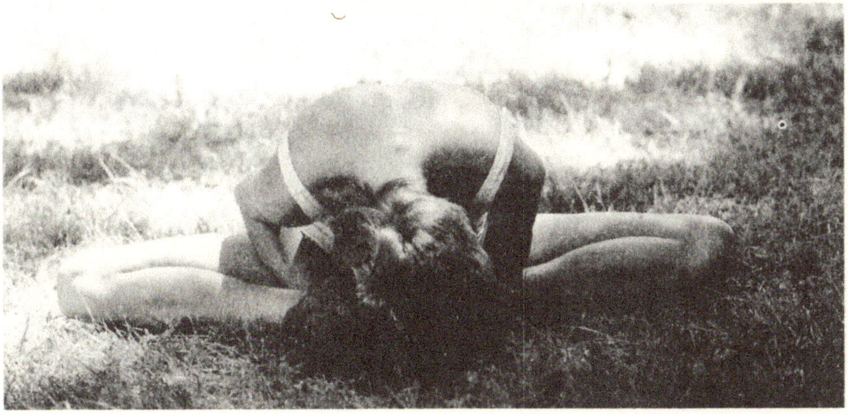

Rafforzare il Fuoco-yang: la postura dell'Intestino Tenue

La postura è quella del combattente di kung-fu, che usa per autodifesa l'energia ottenuta grazie all'assimilazione nell'Intestino Tenue. "Gli organi, il piccolo intestino e la vescica, si nutrono del Tai Yang, il sommo yang, un'energia che protegge il corpo dall'esterno".

Assumete la posizione del combattente. Tendete il corpo come una molla, tenendo il braccio disteso davanti a voi. Immaginate il meridiano dell'Intestino Tenue sul vostro fianco destro: l'energia scorre attraverso questo meridiano dalla punta del mignolo fino all'orecchio, passando per la scapola. Immaginate intensamente questo flusso mentre inspirate. Restate in questa posizione finché provate un senso di calore. Ripetete poi l'esercizio sul lato sinistro.

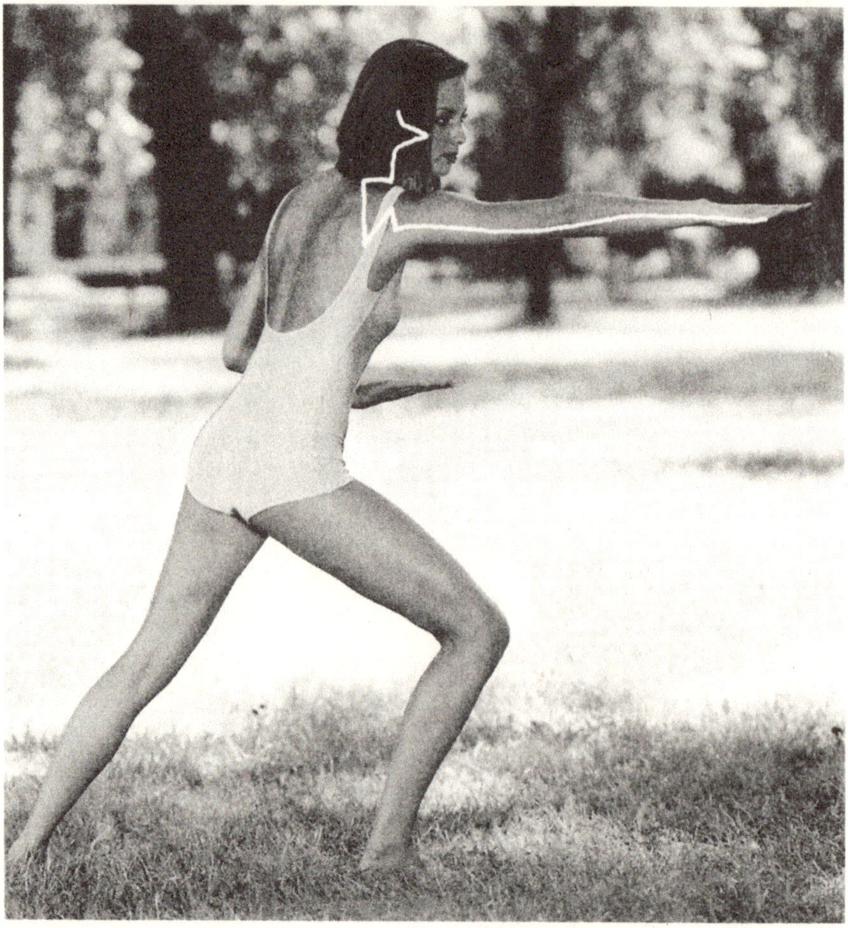

Attivare il meridiano dell'Intestino Tenue

1. Sedete sui talloni e portate la fronte al terreno. Unite le mani dietro la schiena, con i palmi rivolti l'uno verso l'altro.
2. Inspirate e distendete le braccia in avanti e verso l'alto, in modo da sentire la tensione nelle spalle e nelle scapole. Restate in questa posizione per almeno 30 secondi, respirando profondamente attraverso il naso.
3. Distendete ancora un po' le braccia, per arrivare al massimo della tensione.
4. Espirate e rilassate le braccia a terra. Sperimentate gli effetti dell'esercizio sul vostro corpo.

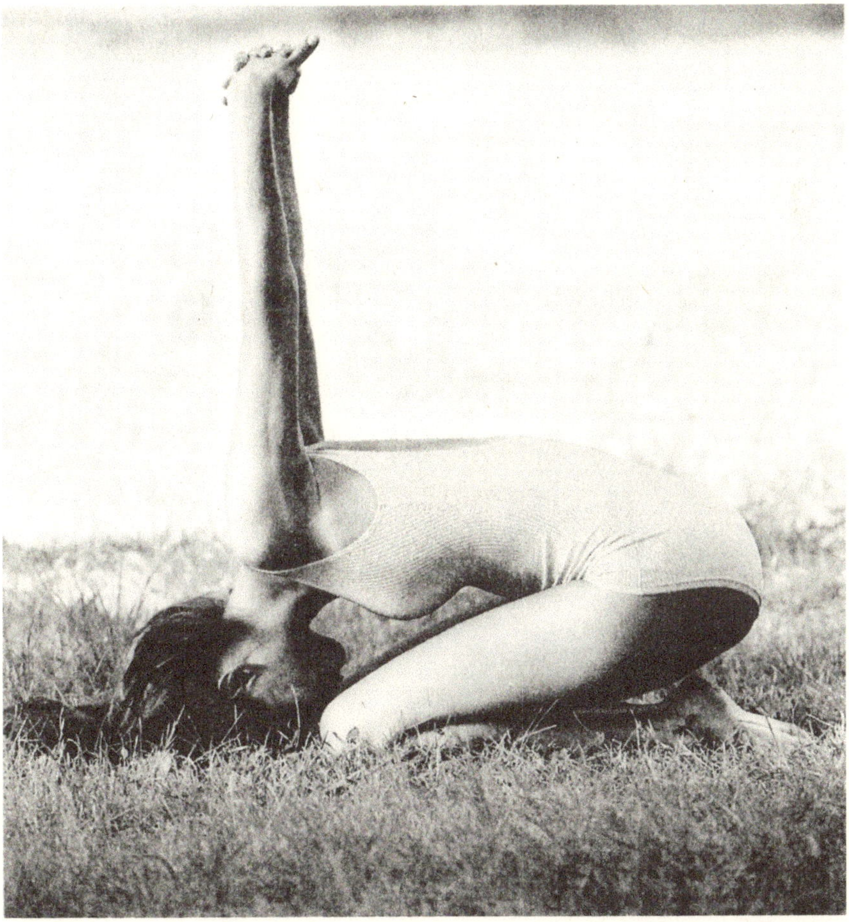

RAFFORZARE IL SECONDO FUOCO-YANG: LA POSTURA DEL SANJIAO

La postura è quella di un uccello in volo. Esprime l'essenza del Triplice Riscaldatore: la coordinazione del torace, dell'addome e del bacino – respirazione, digestione e sessualità.

Assumete la postura dell'uccello in volo e respirate profondamente attraverso la bocca. Respirate nel torace e nell'addome. Tenete le braccia distese e la testa leggermente piegata di lato. Visualizzate sul lato destro il meridiano del Triplice Riscaldatore, che va dall'anulare all'orecchio fino all'esterno del sopracciglio. Restate in questa posizione fino a che non avvertite un senso di calore. Badate a rimanere distesi, senza irrigidirvi. Poi fate l'esercizio sul lato sinistro.

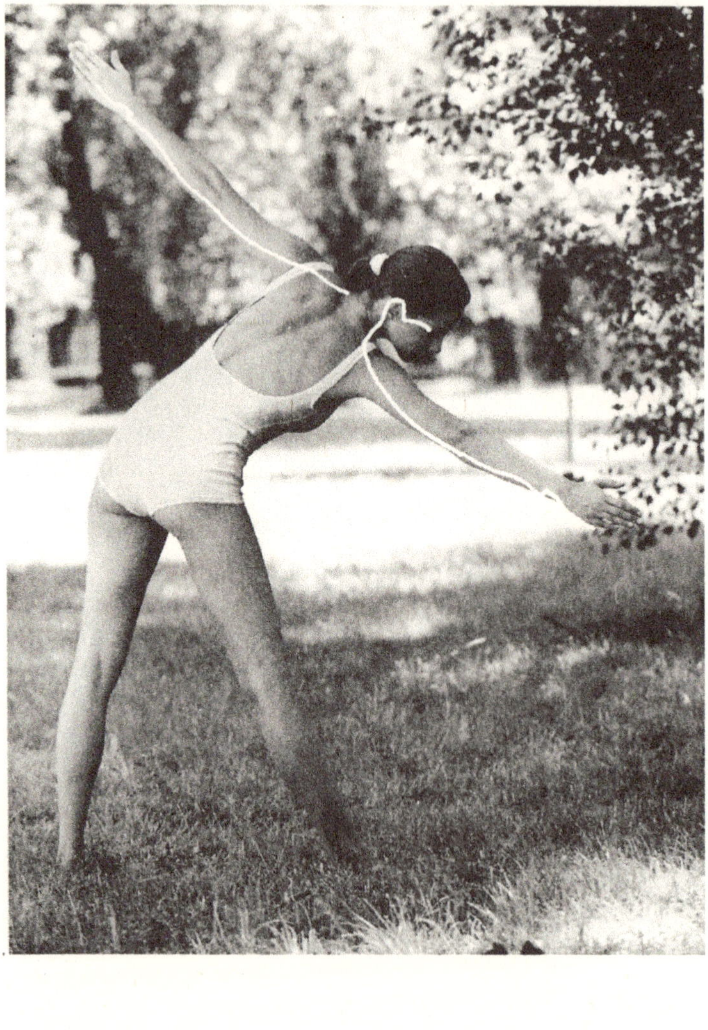

Attivare il Sanjiao

1. Sedete a terra con le gambe distese davanti a voi. Poggiate le mani a terra dietro di voi, con le punte delle dita rivolte verso l'esterno.
2. Sollevate il bacino in modo che il vostro corpo formi una linea retta dalla testa agli alluci.
3. Respirate profondamente e regolarmente per circa un minuto.
4. Stendetevi a terra con gli occhi chiusi, rilassandovi nella piacevole sensazione di calore creata dall'esercizio.

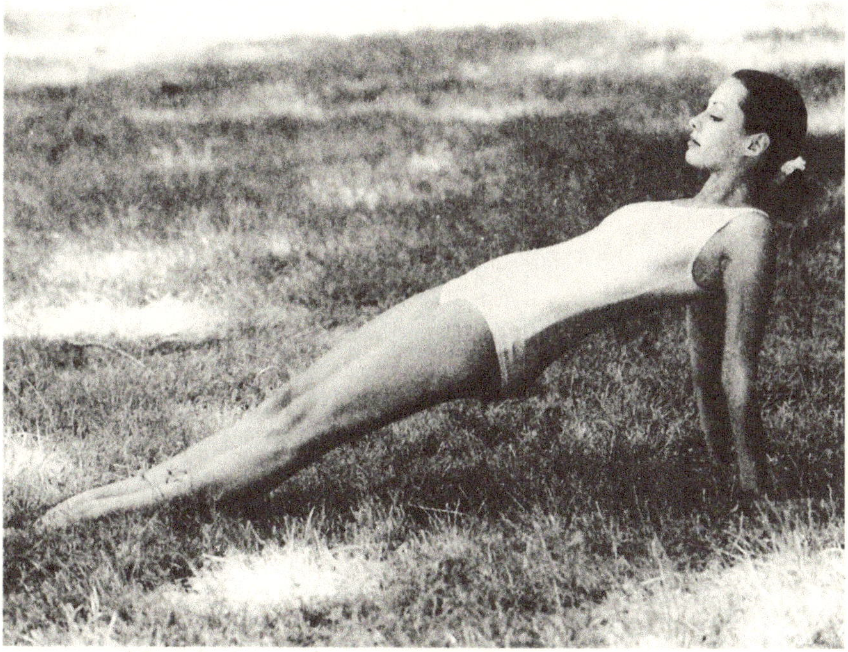

QUARTA PARTE

TERRA

L'ELEMENTO TERRA

La stagione dell'anno legata all'elemento Terra è l'ultima parte dell'estate, quando il sole si trova nel segno zodiacale della Vergine. È il momento in cui la natura dispensa calore, pienezza e abbondanza. È il tempo della raccolta del grano e delle feste del raccolto. Nelle comunità agricole vengono raccolti, selezionati e seccati i frutti dei campi e dei boschi, e si riempiono le cantine e le dispense. In questo periodo è importante la scelta e la preparazione delle scorte, che assicureranno la sopravvivenza in inverno. È necessario assicurarsi che le provviste durino tutto l'inverno. È il tempo della raccolta, poiché il culmine dell'estate, con le sue feste danzanti, gli amori e i piaceri è finito, e restano i nostalgici ricordi di ciò che si è vissuto. Mentre in primavera si aspetta l'estate, e in estate si sperimentano i piaceri del momento, la tarda estate è il momento di ripensare al passato.

La direzione assegnata alla Terra è il centro; non è né yin né yang; la direzione della sua energia è un cerchio chiuso orizzontale. La tarda estate è il momento in cui la natura compie la transizione dalla fase yang alla fase yin. In primavera e in estate prevalgono le forze della luce e tutte le manifestazioni della natura si dispiegano, crescono e si aprono al cielo e al sole. In autunno e in inverno prevalgono le forze dell'oscurità. La natura si nasconde e si ritira in se stessa.

Anche i periodi di passaggio tra una stagione e l'altra sono assegnati alla Terra. Sono momenti di introspezione e di raccoglimento, prima dell'inizio di una nuova fase.

I colori della Terra sono il giallo e il marrone; il clima è umido, perché, senza acqua e umidità, la fertilità della terra non può manifestarsi. Agli europei questa assegnazione può sembrare poco significativa, perché c'è sempre umidità durante l'anno alle loro latitudini. Nelle regioni tropicali e subtropicali, però, nelle quali rientra gran parte della Cina, la tarda estate è il periodo del monsone, con le sue piogge torrenziali e la sua vaporosa umidità, che segue l'abbagliante calore dell'estate e rende di nuovo fertile la terra.

In quasi tutti i miti la terra svolge un ruolo molto importante. Le dee della fertilità e della terra assurgono a simboli in moltissime culture, unendo la terra, la tenerezza materna e la trasmissione della vita alla salute e alla sicurezza, il nutrimento alla fertilità, l'abbondanza alla generosità. Nelle persone, la Terra si esprime attraverso la compassione, l'identificazione, la simpatia e un sentimento di amore e di unione con il proprio ambiente – basato sul fatto di essere benvenuto e in casa propria dovunque ci si trovi in un dato momento.

È un sentimento che si riscontra anche in persone che si sentono subito a proprio agio in un ambiente nuovo e che si sentono accettate dagli altri. Questo conferisce una sicurezza di sé a tutta prova, calma e serenità interiore. Viceversa, le persone con un elemento Terra debole sono insicure e spesso chiedono attenzione e affetto. Questo comportamento nasconde il timore di vedersi portare via o negare il calore e l'affetto. È un atteggiamento che si riscontra in persone che non hanno ricevuto molto amore nell'infanzia, o che hanno frequentemente cambiato luogo di residenza o ambiente familiare. Nella psicoterapia contemporanea, questo complesso legato al comportamento si definisce "fissazione orale".

Le persone con un elemento Terra squilibrato spesso mancano di compassione; sembra che rifiutino le relazioni interpersonali e che non siano toccate dagli altrui problemi. A questi atteggiamenti si abbina di solito una posizione ipercritica verso gli altri, in cui l'asprezza dei giudizi e l'intolleranza celano in realtà la loro insicurezza. Con le loro critiche, queste persone cercano di rafforzare il loro senso di superiorità. Un altro segnale di debolezza dell'elemento Terra è l'autocompassione e il continuo lamentarsi dei propri problemi. Sono persone che spesso si atteggiano a martiri. Un esempio classico è la donna che si sacrifica per il marito e i figli, senza concedersi mai nulla, e si compiange e incolpa il suo destino.

La ricerca della sicurezza mancante è la molla e la principale occupazione delle persone con un elemento Terra debole. Cercano questa sicurezza nel cibo o nel fumo, oppure sono eccessivamente affettuose, avide di amore e alla ricerca della sicurezza dell'affetto materno nelle loro relazioni. Spesso nascondono la paura di abbandonarsi a un ideale romantico dell'amore e della coppia.
Una persona con un elemento Terra forte dispone di una ricchezza interiore dalla quale attingere per dare agli altri e prendersene cura. Una persona di questo tipo emana un profumo dolce, proprio come molti frutti della tarda estate, quando la natura dispiega abbondantemente i suoi doni. Se però l'elemento Terra è carente, le conseguenze sono continui eccessi di appiccicose esplosioni emotive e di esagerata generosità, che serve unicamente a legare gli altri a sé. È un comportamento che si riscontra nelle madri che vogliono impedire ai figli di crescere, limitando la loro responsabilità e la loro capacità di decidere. In queste persone, il profumo dolce e leggero della terra diventa sgradevolmente stucchevole. Il naturale desiderio di frutti maturi lascia il posto ad una forte inclinazione ai dolciumi. La caratteristica musicalità che la Terra conferisce alla voce diventa una cantilena lamentosa.
Solo se c'è sicurezza interiore è possibile dare uno scopo alla propria vita e ottenere pienezza e abbondanza. Solo possedendo questa pienezza una persona è in grado di amare e prendersi cura degli altri. Senza questo benessere interiore, la piacevolezza e la dolcezza della terra si trasformano in atteggiamento esteriore – una maschera dietro la quale c'è il vuoto.
Lo spirito elementale della Terra si chiama *Yi*. Risiede nella milza e nel pancreas, gli organi yin della Terra. Le sue qualità sono il pensiero logico e la razionalità, la capacità critica, la riflessività e una buona memoria. Altre caratteristiche sono l'avere mille preoccupazioni o rimuginare sul passato e indulgere ai ricordi. Sul piano mentale, l'effetto della Terra si può descrivere con gli stessi concetti e categorie usati per indicare la tarda estate: raccolta, trattamento, selezione, nutrimento mentale, sopravvivenza e acquisizione della saggezza necessaria ad affrontare le necessità della vita.
La parola "intelletto" viene dal verbo latino *legere*, che significa "leggere" e "riunire". Un intellettuale legge molto, riflette sulle cose, rac-

coglie informazioni nel cervello, le immagazzina e le elabora, se l'intelletto ha Fuoco sufficiente, cioè sufficiente indipendenza di giudizio per digerire e assimilare le idee raccolte.
La brama di conoscenza e di notizie e la dedizione alla lettura si possono ricondurre ad una milza eccessivamente stimolata. Ciò si manifesta soprattutto nell'approfondimento di conoscenze su ambiti specifici della vita umana – la conoscenza di tipo specialistico, molto dettagliata ma incapace di cogliere il quadro d'insieme.
Uno stato *Shi*, o pienezza, della milza si riscontra anche nelle persone che non riescono a smettere di pensare – che devono riflettere e valutare ogni cosa, l'intelletto delle quali è perennemente coinvolto nel monologo interiore. Uno stato *Shi* della milza caratterizza anche gli unilaterali difensori della scienza e della ragione, in persone che rifiutano qualsiasi altro modo di vedere le cose. Sono persone che cercano di compensare un deficit nell'energia della Terra aggrappandosi mentalmente all'apparente sicurezza della verifica logica.
Altri sintomi di uno stato *Shi* della milza sono un comportamento coercitivo, idee fisse, ossessioni e la passione per il collezionismo. Nel caso di un collezionista, il livello di squilibrio si può valutare dall'oggetto della collezione, se si tratta cioè di cose utili e di valore – come ad esempio quadri o antichità – oppure oggetti totalmente assurdi che sono diventati un'ossessione.
Esistono anche diverse forme e diversi gradi di ossessione. Nella nostra cultura, molte persone sono ossessionate da un'idea o da uno stile di vita: lavoro, status, potere, successo e denaro. Nella Cina antica si parlava di ossessione piuttosto in relazione alla possessione da parte di demoni o spiriti, anche se si tratta in realtà dello stesso fenomeno: un'idea o un demone possono prendere il sopravvento nella mente di una persona al punto da renderla cieca alla multiformità dell'esistenza, perdendo così il contatto con il corpo, i sentimenti e con se stessa.
Tutti hanno una riserva, variabile da individuo a individuo, di energie elementali utilizzabili per esprimere se stessi sul piano fisico, emotivo e mentale. Ad esempio, se una persona impiega una grossa parte dell'energia della Terra per la nutrizione e la digestione, non resterà molta energia per il pensiero e la riflessione. Se una persona impiega una grossa parte dell'energia della Terra per il lavoro intellettuale, si avrà una carenza sul piano organico ed emotivo. Questa persona non dis-

porrà di molta compassione, perché l'intelletto è troppo preso da altre cose. Se impiegate molta energia della Terra nei processi mentali, prima o poi si creerà un deficit sul piano fisico, che potrà comportare allergie, problemi mestruali, ulcere gastriche e disturbi del metabolismo.

L'organo yin della Terra è comunemente chiamato Milza. Come ho già detto nel capitolo dedicato agli organi, la medicina cinese ha un approccio più energetico al corpo, perché gli organi vengono concepiti diversamente. Sul piano fisico, la Milza è composta da due sistemi principali o "organi": la componente esocrina del pancreas e il sistema reticolo-endoteliale, una rete di tessuto connettivo reticolare ed endotelio che forma diverse strutture anatomiche dell'organismo.

La parte esocrina del pancreas produce enzimi predigestivi che entrano nel digerente al centro del duodeno. La loro funzione è di scomporre le proteine, i grassi e i carboidrati. La loro azione è particolarmente forte nel duodeno e nell'intestino tenue, dove completano il processo digestivo iniziato nella bocca e nello stomaco.

Nella tradizione cinese, il duodeno e i primi sei centimetri dell'intestino tenue sono considerati parte dello stomaco. Questo è di importante, perché l'assorbimento di una gran parte delle sostanze nutritive avviene nei primi sei centimetri dell'intestino tenue. Di conseguenza, è comprensibile che i cinesi attribuiscano la digestione del cibo e il nutrimento dell'organismo a organi di Terra e, solo in minima parte, all'intestino tenue.

"Sistema reticolo-endoteliale " è un termine medico che descrive da una parte i tessuti e gli organi linfatici: milza, linfonodi, vasi linfatici, tonsille, appendice e timo. Dall'altra, comprende anche il midollo osseo, le cellule del fegato e le mucose intestinali con il loro grande numero di follicoli.

I compiti principali del sistema linfatico possono riassumersi come segue:

1. Drenaggio: l'"eccesso" di acqua viene riportato dai tessuti al sangue;
2. Assorbimento di grassi dall'intestino ai vasi linfatici intestinali;
3. Produzione di linfociti (componente essenziale del sistema immunitario dell'organismo) nel midollo osseo, linfonodi e milza;
4. Raccolta e scomposizione dei globuli rossi nella milza.

Se colleghiamo quanto sopra alle funzioni del pancreas e del sistema reticolo-endoteliale, otteniamo un quadro chiaro delle funzioni degli organi della Terra secondo la concezione tradizionale. La Milza è l'organo madre dell'organismo. La Milza regola la distribuzione dell'acqua e del sangue, cioè nutre il corpo. I tessuti organici assegnati alla Terra sono i tessuti connettivi, i tessuti grassi e le fibre muscolari. L'organo yang della Milza è lo Stomaco, e il suo organo sensorio è la bocca, specialmente le labbra e la cavità orale. Comunica con il mondo esterno attraverso il gusto e il contatto. I suoi liquidi organici sono la saliva e la linfa.
La funzione principale degli organi della Terra sono il nutrimento e il mantenimento del corpo. A differenza della nostra concezione, la nozione di "nutrimento" non comprende solo i principi nutritivi, ma anche portare l'ossigeno, attraverso gli eritrociti, a ogni cellula del corpo. Gli eritrociti – o globuli rossi - si formano nel midollo osseo, che appartiene alla Milza. È il motivo per cui i testi cinesi affermano enfaticamente: "La Milza regola il sangue".
Un altro importante aspetto della conservazione dell'integrità dell'organismo è il lavoro svolto dal sistema immunitario, le componenti del quale appartengono alla Milza. Il midollo osseo genera i linfociti di tipo B, che producono gli anticorpi; gli organi linfatici (in primo luogo le ghiandole linfatiche e la milza) generano i linfociti di tipo T, che sono programmati per combattere antigeni specifici.
Dal momento che i vasi linfatici trasportano i fluidi dai tessuti al sangue, la Milza regola la distribuzione dell'acqua nel corpo, e in particolare il tono della pelle. Quanto più la vostra Milza è forte e vitale, tanto più irradiate giovinezza e salute.
Poiché gli organi dell'elemento Terra nutrono e mantengono il corpo, la Milza non è considerata solo la madre del corpo, ma anche l'organo responsabile della fecondità, della gravidanza e della nascita, insieme al Rene e all'utero. Il seno è assegnato all'elemento Terra, mentre l'utero è considerato a sé stante.
In questa cornice, il significato clinico dei meridiani della Milza e dello Stomaco diviene evidente. Lo squilibrio si manifesta in disturbi dell'apparato digerente come indigestioni, gastriti, ulcere gastriche e duodenali, digestione incompleta, pancreatiti, diarrea e costipazione; in malattie del sistema immunitario come allergie, disturbi autoimmu-

nitari (nei quali svolge un ruolo anche il Legno), deficienze immunitarie, predisposizione alle malattie, problemi mestruali, sterilità, dolori e gonfiore del seno (specialmente in relazione al ciclo mestruale), infiammazioni delle ghiandole mammarie, difficoltà nell'allattamento, malattie della pelle, edemi e turgori; infine, malattie dei linfonodi e dei vasi linfatici.

Le alterazioni dei ritmi dell'organismo portano uno squilibrio dell'elemento Terra. I ritmi del sonno e della veglia, dell'appetito, della digestione, della respirazione, come del ciclo mestruale e dell'attività fisica, spirituale e mentale, sono tutti determinati dalla rivoluzione della terra sul proprio asse. Seguono l'alternanza del giorno e della notte, le fasi lunari, le maree e i cicli stagionali. Proprio perché la luna è così connessa ai ritmi della terra, in molte culture è assegnata alla terra, ed è considerata il simbolo della fecondità e della nascita. Viene comunque assegnata anche all'Acqua, perché determina le maree. La terra occupa una posizione centrale nel pensiero cinese. Nei diagrammi originali dei cinque elementi, la Terra compare al centro, e gli elementi Acqua, Legno, Fuoco e Metallo si dispongono, con le quattro direzioni, attorno ad essa. Nell'antica Cina esistevano scuole mediche e spirituali che si basavano sul trattamento di qualsiasi problema di carattere fisico o spirituale riequilibrando l'elemento Terra. Ottenevano lo scopo grazie ad una profonda conoscenza dei poteri degli elementi contenuti nei cibi, con l'uso di erbe o estratti di erbe, con il massaggio e l'agopuntura dei meridiani dello Stomaco, della Milza e del Pancreas, e attraverso degli esercizi psicofisici volti a rafforzare l'energia dell'elemento Terra.

Il nostro linguaggio esprime in molti modi la connessione con la Terra: "stare con i piedi per terra", "la madre terra", "sentirsi mancare la terra sotto i piedi", e molti altri. La terra è nostra realtà fisica centrale dal momento in cui inizia la nostra vita nel grembo materno fino a quando moriamo. Il nostro senso della realtà si basa sulla forza dell'elemento Terra in noi. Come ci presentiamo, se abbiamo i piedi per terra, se ci sentiamo "a casa" e al sicuro nella nostra vita, se stiamo bene nel nostro corpo e se irradiamo salute e vitalità, tutto dipende dalla nostra connessione con la Terra.

ESERCIZI MENTALI E FISICI PER RAFFORZARE LA TERRA

DOMANDE CHIARIFICATRICI

Rispondete alle domande come avete già fatto precedentemente.

- Mi sento a mio agio nel mio ambiente?
- Mi sento a mio agio nel corpo?
- Mi sento amato e accettato dalle persone che mi circondano, oppure sento di non essere né amato né compreso?
- Ottengo l'attenzione che voglio?
- Sono una persona compassionevole?
- Gli altri mi confidano i loro problemi, oppure sono troppo preso dalle mie cose per avere tempo da dedicare agli altri?
- Sono più accomodante o esigente?
- Sono possessivo nelle relazioni affettive?
- Ho un'idea troppo rigida delle mie relazioni con il partner?
- Cerco di controllare il partner o di cambiare il suo modo di essere?
- Sono soddisfatto di com'è il mio partner?
- Ho una robusta costituzione o mi ammalo spesso?
- Soffro di allergie?
- Dormo profondamente, sono di buon appetito e di bell'aspetto?
- Ricavo piacere dal cibo?
- Ho uno stomaco forte?
- Mi curo della dieta, delle mie abitudini alimentari e dei principi della nutrizione?
- Mangio in modo regolare?
- Dopo mangiato avverto un senso di gonfiore nell'addome?
- Ho un corpo tonico o flaccido?
- Sono eccessivamente critico con me stesso e con gli altri?

ESERCIZI DELLA TERRA

Radicarsi nella terra

La cosa migliore è fare questo esercizio in un bosco, su un prato o in spiaggia. In ogni caso, potete farlo anche nella vostra stanza su una coperta. Il momento adatto è il pomeriggio o la prima sera.
Giacendo sulla pancia, allungatevi come un gatto. Poi lasciatevi avvolgere dalla terra. Immaginate di esser fatti di terra – forte e tranquilla.
Restate in questa posizione per almeno quindici minuti. Per concentrare il pensiero, usate il mantra "*yi*". Se volete rafforzare l'*hara*, mettete una palla da tennis sotto l'addome, circa due dita sotto l'ombelico. Rilassate progressivamente l'addome ad ogni respirazione.

Compassione

Cercate qualcuno che abbia bisogno di attenzione e dedicategli un paio d'ore del vostro tempo. Scoprite i bisogni di questa persona e fatela felice.

Mangiare consapevolmente

Preparatevi il cibo per una settimana. Preparatevi piatti saporiti, digeribili e nutrienti. Apprezzateli! Invitate qualche volta un amico a mangiare con voi.

ESERCIZI PER I MERIDIANI DELLO STOMACO E DEL FEGATO

Rafforzare la Terra-yang: la postura dello Stomaco

Questa postura raffigura un cerchio, che è simbolo della terra.
Mantenete questa postura per un minuto. Respirate regolarmente con la bocca leggermente aperta. Assicuratevi che il palmo della mano in alto sia rivolto verso il soffitto, mentre il palmo della mano in basso deve essere rivolto verso il terreno. Visualizzate il meridiano dello Stomaco dapprima solo sul lato destro, sul lato del braccio sollevato. L'energia fluisce nel meridiano che va dall'occhio destro, attraverso la faccia e il collo, al centro della clavicola. Da qui il meridiano passa dal petto all'anca, poi all'addome e all'osso

pubico. Qui il meridiano attraversa l'inguine all'esterno e scende lungo la gamba fino alla punta del dito medio del piede. Immaginate una corrente gialla di energia che scorre lungo il meridiano e nel terreno, aiutandovi a percepire più intensamente la terra sotto di voi. Dopo un minuto, espirate e allungate la mano destra quanto più possibile verso l'alto, e la mano sinistra quanto più possibile verso il basso. Poi assumete la postura per il lato sinistro e visualizzate il meridiano dello Stomaco di sinistra.

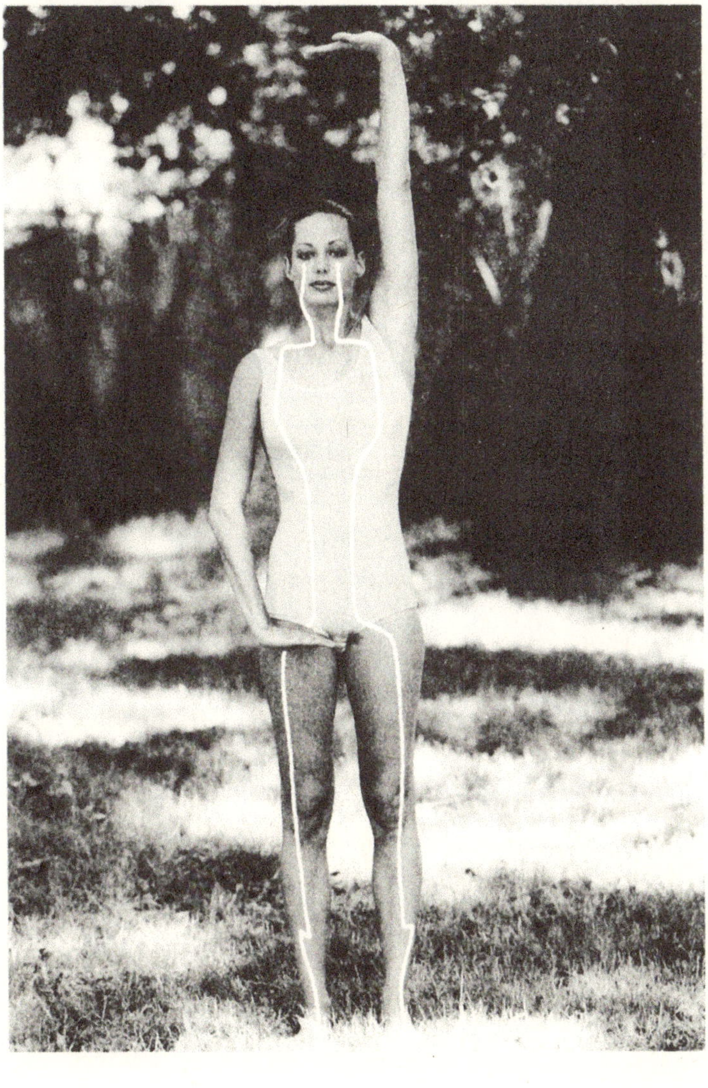

Attivare il meridiano dello Stomaco

Sedete sul terrcno con le gambe ripiegate sotto di voi in modo che i piedi siano a lato dei fianchi. Piegate lentamente indietro la parte superiore del corpo, fino a sentire tensione nelle cosce. Restate, se ci riuscite, per mezzo minuto con la schiena a terra e respirate profondamente.

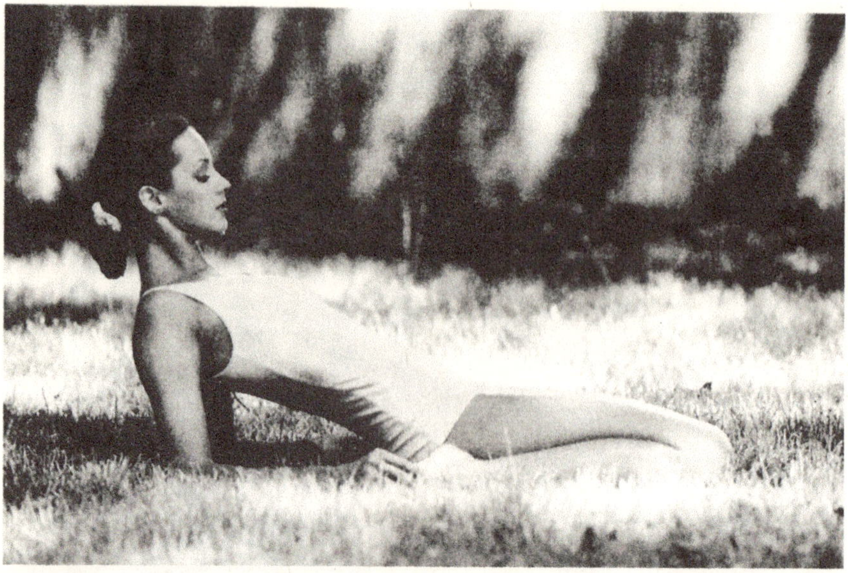

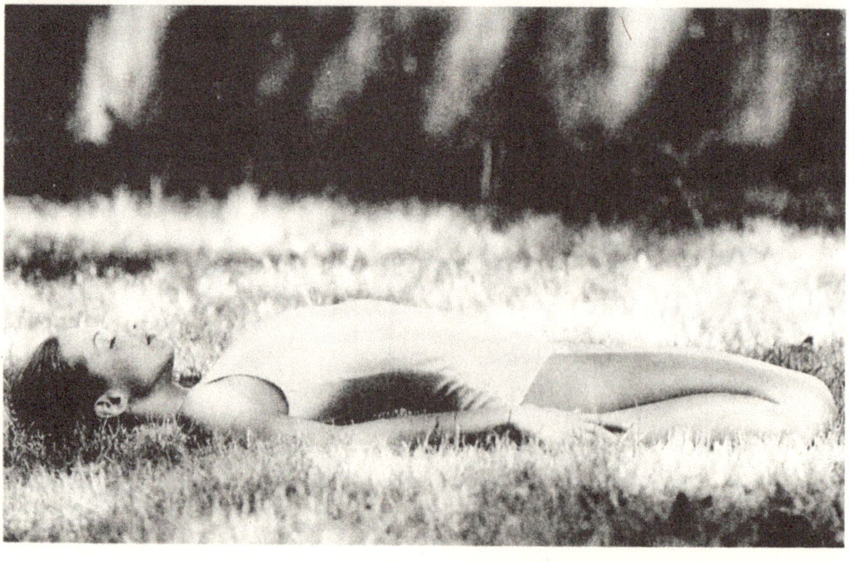

RAFFORZARE LA TERRA-YIN: LA POSTURA DELLA MILZA

Questa postura esprime sicurezza, radicamento e stabilità – qualità essenziali dell'energia della Milza.

Mantenete questa postura per almeno un minuto. La distanza tra i piedi deve essere sufficiente a permettervi di abbassare il bacino. Respirate regolarmente con la bocca, che deve essere leggermente aperta. Torcete il busto alternativamente a destra e a sinistra.

Il *qi* scorre in questo meridiano dall'alluce all'interno della gamba, poi all'inguine e all'addome, e da lì al torace fino a poco prima dell'ascella. Il meridiano poi scende un po' fino al punto finale, situato al centro del fianco. Immaginate di spingere il *qi* lungo il meridiano fino al punto d'arrivo ad ogni inspirazione.

Mentre torcete il busto a destra, visualizzate il meridiano sinistro della Milza ad ogni inspirazione. Quando espirate, riportate il busto alla posizione di partenza. Torcendo il busto a sinistra, visualizzate ad ogni inspirazione il meridiano destro della Milza.

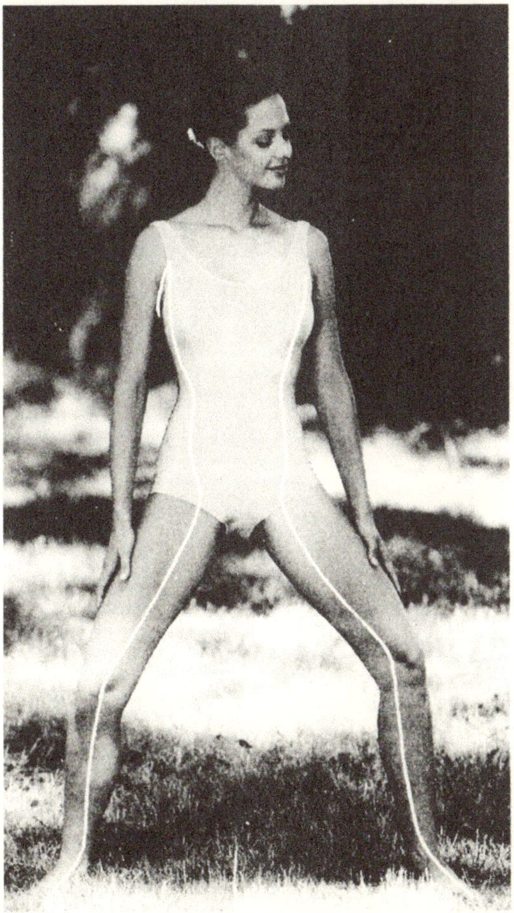

Attivare il meridiano della Milza

1. Stendetevi sulla pancia con le mani sotto il corpo, in modo che i pugni siano all'altezza dell'inguine.
2. Inspirate e sollevate le gambe tese quanto più possibile. Restate in questa posizione per mezzo minuto, inspirando ed espirando profondamente.
3. Espirando, riportate le gambe a terra lentamente e rilassate le braccia vicino al corpo. Accertatevi che non rimanga alcuna tensione nella schiena.
4. Giacete un altro minuto sulla pancia e immaginate che il vostro corpo sia colmato dal colore giallo.

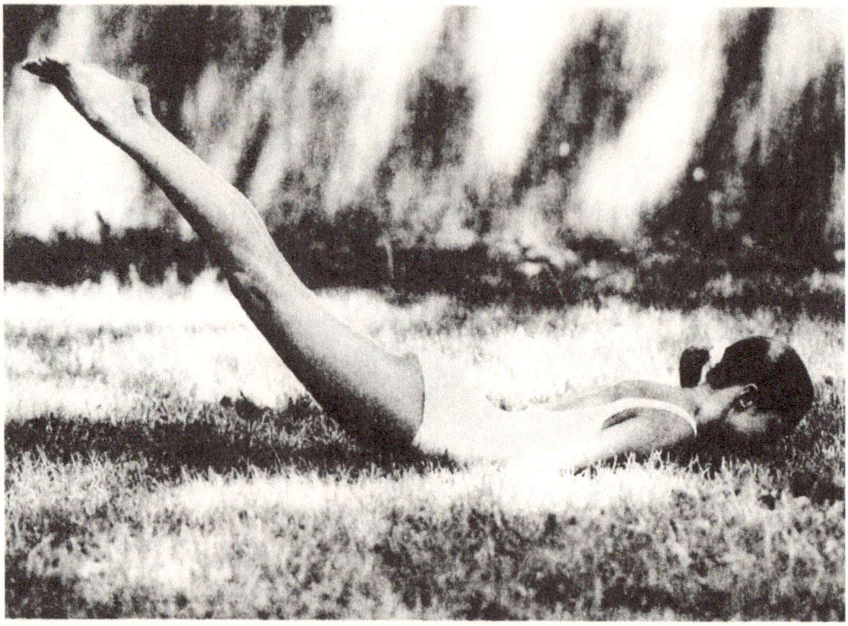

QUINTA PARTE

金

METALLO

L'ELEMENTO METALLO

L'autunno rappresenta l'essenza del Metallo: concentrazione e condensazione, l'energia è diretta verso l'interno. La caduta delle foglie e il ritiro della forza vitale che sperimentiamo in autunno è l'esatto opposto dell'energia espansiva della primavera. Il Metallo è l'opposto del Legno. Come il Legno si chiama "giovane yang", il Metallo incarna il "giovane yin". La sua direzione è l'ovest; il clima secco; il tempo è la sera.
Nella tradizione occidentale si parla di quattro elementi, che sono terra, aria, fuoco e acqua. Nell'antica cultura greca c'era originariamente un quinto elemento – lo spirito o l'etere – le caratteristiche del quale non si trovano solo nel Legno e nel Fuoco, ma anche nel Metallo. Il Metallo corrisponde all'elemento aria della tradizione greca, anche se presenta ulteriori significati. I nomi di alcuni punti del meridiano del Polmone dimostrano la relazione con l'aria – per esempio Polmone 2, "la porta delle nuvole", e Polmone 3, "il palazzo del cielo" – ma il significato della maggior parte dei nomi va oltre, perché l'essenza del Metallo è struttura, distanza, profondità e dimensione. Ciò si evidenzia in nomi quali "grande abisso" (Polmone 9), "ordine mancante" (Polmone 7), e "giunzione obliqua"(Intestino Crasso 6).
Il Metallo simbolizza l'energia concentrata, l'essenza che mantiene unito l'universo. Le antiche culture sfruttavano i centri energetici presenti in natura per fini rituali. Costruivano templi e chiese, nonché strutture impressionanti come la piramide di Cheope e Stonehenge, in luoghi particolari dove campi energetici invisibili, ma percepibili, ispiravano timore e devozione. I centri energetici e

la rete di linee di energia della superficie terrestre sono ascritti all'elemento Mctallo.
Gli oligoelementi e i minerali della terra sono assegnati al Metallo; senza di essi, la crescita sarebbe impossibile, per non parlare della possibilità della terra di produrre sostanze nutritive. La Terra è la madre; il Metallo è il padre, ed è responsabile della struttura, del supporto e della concentrazione su ciò che è essenziale. Quando si uniscono, si pone in essere la potenzialità della nascita e della crescita nel senso dell'elemento Legno.
L'organo yin del Metallo sono i Polmoni; l'organo yang è l'Intestino Crasso. Nella tradizione cinese i Polmoni sono paragonati al primo ministro – l'alto sacerdote che adempiva ai riti necessari al mantenimento dell'ordine sociale. I Polmoni "ricevono la forza vitale, il *qi* celeste"; l'Intestino Crasso è "l'eliminatore dei rifiuti". In questo si possono riconoscere le due funzioni fondamentali dell'elemento Metallo: assumere e rimettere le forme di base dello scambio di energia con l'ambiente.
Nella tradizione indiana, l'essenza della respirazione viene chiamata "energia vitale 3 o *prana"* un termine simile al cinese *qi*. Wilhelm Reich scoprì questa energia nelle sue ricerche e la chiamò "orgone". La moderna fisica atomica usa il termine "campi quantici".
La maggior parte delle tradizioni spirituali usa la concentrazione e il controllo del respiro come tecniche di meditazione. In queste tradizioni, la respirazione è considerata il nostro legame con l'universo, e l'uso consapevole di essa è il mezzo per vivere in armonia con il cielo e la terra. Ciò si deve al fatto che la respirazione occupa una posizione centrale tra la nostra vita conscia e quella inconscia; il ritmo respiratorio è controllato dal sistema nervoso centrale, tuttavia può essere consapevolmente controllato da chiunque. Per questo, la consapevolezza della respirazione è il primo, più importante passo per la maggior parte delle persone nel divenire consci di processi organici che, altrimenti, rimarrebbero inconsci.
Ad ogni espirazione, i Polmoni assolvono alla più importante funzione eliminatoria del corpo: l'espulsione dell'anidride carbonica prodotta dal processo respiratorio. Espirare significa liberarsi delle sostanze tossiche e creare spazio per la produzione di nuova energia.
È possibile distinguere due tipi di respirazione. C'è la persona che

inspira troppo ed espira troppo poco. Cammina impettita con il torace gonfio, si attacca con forza a ciò che possiede, ed è spesso incapace di lasciarsi andare e rilassarsi. L'altro tipo espira più di quanto inspiri. Ha il torace incassato, soffre costantemente di mancanza d'energia e sembra sempre in affanno, anche se ha a disposizione tutto l'ossigeno che gli occorre.

La duplice funzione della respirazione – caricamento e scaricamento dell'energia – è un principio che caratterizza il cosmo intero. È il principio della pulsazione, dell'alternanza di espansione e contrazione. È il principio che caratterizza il comportamento delle galassie come dell'ameba e degli altri organismi monocellulari. Sebbene il movimento di base del Metallo sia la concentrazione, ciò non è in contraddizione con il principio della pulsazione o della respirazione, perché solo attraverso il cambiamento ritmico dalla tensione al rilassamento può svilupparsi una concentrazione di energia. Ritmo è una parola chiave per il Metallo. Una respirazione ritmica che si dispieghi pienamente rende possibile la pulsazione della vita in noi e ci dà la forza per rimanere in contatto con ciò che ci circonda.

Mentre i Polmoni "ricevono l'energia vitale, il *qi* celeste", l'Intestino Crasso è "l'eliminatore dei rifiuti". Qui si vedono le due funzioni di base dell'elemento Metallo: ricevere e rilasciare, le funzioni fondamentali dello scambio energetico con l'ambiente.

È dunque chiaro che l'elemento Metallo rappresenta il nostro rapporto con l'universo – la nostra "connessione con il cielo". Le capacità complementari di assorbire ed espellere o lasciare andare sono alla base della salute fisica e mentale. Se la capacità di assorbimento è scarsamente sviluppata, l'organismo soffre di una deficienza; è tagliato fuori. Se non è sviluppata la capacità di espulsione, l'organismo sarà costipato e diverrà stagnante. Ciò si deve al fatto che l'Intestino Crasso ha la stessa importanza dei Polmoni per la nostra "connessione con il cielo" – dove cielo è sinonimo di mondo mentale e spirituale. Infatti, solo se siamo in grado di liberarci dei rifiuti mentali e degli schemi mentali obsoleti, riusciamo a cogliere idee fresche e a pensare in modo nuovo. Per questo il funzionamento dell'Intestino Crasso, sul piano mentale, rappresenta la capacità di discernimento e la chiarezza mentale.

Un segnale di squilibrio dell'elemento Metallo è un inadeguato collegamento con l'ambiente circostante. Le persone che soffrono di questo squilibrio sono spesso solitarie e in disparte. Sembrano dure, fredde e isolate dal mondo, e non mostrano i loro sentimenti. Altri sono ambiziosi, hanno alti ideali e lottano per qualcosa che non riescono mai a ottenere. Altri ancora sono religiosi in modo ossessivo e dogmatico, con un forte desiderio di guadagnarsi il paradiso. Conoscono molte tecniche di purificazione e tentano di convertire gli altri alle loro convinzioni e a una vita pura. Sono però incapaci di lasciarsi andare abbastanza da ricevere le qualità spirituali dell'essenza del Metallo. Si tratta di un comportamento comprensibile, se si ricorda che i polmoni e l'intestino crasso costituiscono i più importanti sistemi per l'eliminazione dell'organismo, e che il desiderio di purificazione interna ed esterna diventa molto forte in caso di escrezione troppo scarsa e di respirazione troppo superficiale. I fissati della pulizia e dell'igiene, i fanatici della macrobiotica e i religiosi dogmatici spesso compensano con questi atteggiamenti i loro disturbi dell'elemento Metallo.

In autunno, le comunità rurali pensano al modo di superare l'inverno. Nelle giornate nuvolose forse sono preoccupate per il futuro. Anche un'esagerata preoccupazione per il futuro rappresenta un segnale di squilibrio dell'elemento Metallo. I disturbi del Metallo inducono anche a una visione pessimistica della vita, a una mancanza di speranza. Se invece il Metallo è in salute, prevalgono la fiducia nella vita, l'ottimismo e una valutazione positiva del futuro.

Il sentimento che corrisponde all'autunno è la tristezza. Si tratta della tristezza che ci prende quando dobbiamo separarci da ciò che ci è caro. È un sentimento che si riscontra, portato all'eccesso, nelle persone che non riescono a distaccarsi da ciò che non possono più avere. Un senso diffuso di tristezza può derivare anche da un debole collegamento con il mondo o da una carenza di vitalità e di energia – *qi* insufficiente. Può accadere anche di sentirsi tristi per cose che non sono mai avvenute, se ci si rende conto di non aver sfruttato delle opportunità.

Il tessuto che corrisponde al Metallo è la pelle. Anche in questo caso sono riconoscibili i principi di base dell'elemento. La pelle è un organo importante per l'eliminazione e la respirazione. Attraverso la pelle siamo costantemente in contatto con il nostro ambiente. Reagisce all'accumulazione di prodotti di scarto sviluppando varie malattie epidermiche o allergie. Noi manifestiamo la nostra disposizione verso gli altri favorendo o evitando il contatto con loro. Siamo in contatto con la natura solamente godendo sulla nostra pelle della freschezza dell'acqua e del vento, del calore del sole, della morbidezza o della ruvidità della terra, e della tenerezza delle foglie e delle piante.

L'organo di senso del Metallo è il naso. Un odorato limitato o inesistente evidenzia uno squilibrio dell'elemento Metallo. Le proprietà dell'odorato sono strettamente connesse allo spirito elementale del Metallo, detto *Po*. Con questo termine i cinesi indicano l'istinto animale che ci fornisce la capacità di avvertire il pericolo, di sentire cosa provano e cosa pensano di noi gli altri, e ci permette di prevedere gli eventi futuri. Il senso dell'odorato ci consente di distinguere i cibi, gli ambienti e le persone che possono essere adatti a noi o meno. Ci consente di distinguere i vari profumi dei fiori e delle piante. Rifiutiamo istintivamente una persona della quale non gradiamo l'odore, mentre siamo attratti da chi emana un odore gradevole, la fragranza del quale ci cattura.

Il colore assegnato al Metallo è il bianco. In genere, una carnagione pallida esprime una carenza dell'elemento Fuoco nella personalità, una carenza di calore. Poiché il Metallo è caratterizzato dall'impegno per la qualità intellettuale, un deficit del Fuoco trasforma questo in rigidità, puritanesimo intollerante o fanatismo religioso. Questo tipo di spiritualità manca di entusiasmo, calore e spontaneità, caratteristiche tipiche di molte religioni.

Sembra difficile sperimentare la forza del Metallo. Da una parte, il nucleo del Metallo è concentrazione, distacco, dolore, introspezione e abbandono del mondo. Dall'altra, rappresenta il legame con il nostro ambiente, con la nostra vitalità, con il cielo. Dobbiamo spesso isolarci per cogliere una più profonda connessione che sarebbe invisibile nell'agitazione della vita quotidiana. Solo se ci distacchiamo da ciò che è stato, il cerchio è completo. Solo se ci lasciamo andare, è possibile creare uno spazio in cui il vecchio muore e il nuovo può nascere. È importante rimuovere l'apparenza esteriore perché possa manifestarsi l'essenza. È importante lasciarsi andare senza arrendersi, senza perdere fiducia. Questo è il modo in cui il ritiro dal mondo diventa un ritiro nel mondo dell'essenza.

ESERCIZI MENTALI E FISICI PER RAFFINARE IL METALLO

DOMANDE CHIARIFICATRICI

- Come mi sento in autunno?
- Come mi separo dalle persone o dalle cose a me care?
- Riesco a distaccarmi dal passato e a non coltivare false speranze?
- È facile per me ritirarmi e concentrarmi in me stesso?
- Come mi sento quando sono solo?
- Quando è stata l'ultima volta che ho sofferto duramente?
- Quando ho pianto l'ultima volta?
- Ho un chiaro senso di ciò che è importante nella mia vita?
- Ho un chiaro senso di ciò che è importante nel mio giudizio degli altri?
- Gli altri mi ritengono una persona leale?
- Sono capace di formulare chiaramente il mio pensiero e di usare con abilità le parole?
- Faccio complimenti e difendo le formalità e l'attenzione ai tecnicismi?
- È importante per me l'etichetta?
- Il mio comportamento è talvolta freddo e distaccato?
- Mi ripiego frequentemente in me stesso, rifiutando gli altri?
- Avverto il pericolo nell'aria?
- Percepisco molti diversi profumi?
- Ho spesso febbre o raffreddore?
- Ho una infezione nasale cronica?
- Tendo a reprimere le emozioni con il pensiero?

- Soffro spesso di bronchiti?
- Ho mai preso una polmonite?
- Mi manca facilmente il respiro quando faccio qualcosa di faticoso?

ESERCIZI DEL METALLO

RITMO DELLA RESPIRAZIONE E PERSONALITÀ

Danzate con la musica che preferite per quindici minuti. Poi stendetevi sulla schiena. Osservate il ritmo naturale della respirazione senza intervenire in alcun modo. Stabilite qual è il vostro tipo di respirazione: espirate più di quanto inspirate (avete un torace piatto, incassato)? Oppure inspirate e trattenete una parte dell'aria, e avete un torace gonfio? Oppure la vostra respirazione è equilibrata?

Respirazione di tipo I (tendenza all'espirazione)

Con questo tipo di respirazione, probabilmente disperdete l'energia; mancate di spina dorsale. Chi respira in questo modo è bisognoso, anche se il bisogno si esprime sottilmente nella personalità. In molti casi, questo bisogno è compensato da qualità speciali e da doti brillanti, mascherata dal consumo di stimolanti come caffè e nicotina. Tuttavia, questo è il sentimento di base che informa la sua vita.

Un cambiamento totale si può ottenere solo attraverso un mutamento del ritmo della respirazione. La respirazione è alla base della vostra vita. La qualità della respirazione definisce la qualità delle vostre azioni e delle vostre esperienze, la qualità dei pensieri e dell'umore.

Dovete essere consapevoli che un cambiamento radicale del vostro ritmo respiratorio porterà a una trasformazione drastica e gravida di conseguenze dei vostri sentimenti nei confronti della vita. Si manifesteranno nuove possibilità, forse cose che avete sempre desiderato ma non siete mai riusciti ad ottenere. Vi si apriranno prospettive che non avevate mai neppure immaginato. Sappiate però che potrete incontrare resistenze nel praticare gli esercizi seguenti, perché il vostro organismo è abituato a un determinato modo di respirare, e tutti i vostri schemi mentali e le vostre abitudini emotive dipendono ora dal modo in cui respirate.

Lo scopo dell'esercizio è di trasformare il vostro attuale ritmo respiratorio nel suo opposto. Inspirate profondamente, trattenete il respiro, poi espirate brevemente e superficialmente e riempite di nuovo il torace di ossigeno. Ripetete l'esercizio per almeno un quarto d'ora. Per i primi giorni, si raccomanda di mantenere il seguente ritmo: quattro battute mentre inspirate, quattro battute mentre trattenete il respiro, e due battute mentre espirate. Dopo qualche tempo, potete raddoppiare la sequenza: otto battute inspirando, otto battute trattenendo il respiro e quattro espirando.
Potete fare questo esercizio mentre ascoltate la musica, guidando l'auto, lavando i piatti, leggendo il giornale, parlando, danzando o giocando con i bambini. Se però non riuscite a fare questo esercizio per quindici minuti mentre siete occupati in altre attività, allora fatelo nella vostra stanza, dove non sarete interrotti.
È importante che pratichiate con regolarità l'esercizio. Fatelo ogni giorno per un mese e tenete un diario. Poi tirate le conclusioni dell'esperienza fatta in questo lasso di tempo. Se avete la sensazione che vi aiuti a sviluppare nuovi aspetti di voi stessi, fate l'esercizio per tre mesi.

Respirazione di tipo II (tendenza all'inspirazione)
Camminate per il mondo impettiti, come per mostrare il vostro potere. Vi aggrappate strenuamente a ciò che possedete: la vostra immagine. Per voi è difficile distaccarvi da questa immagine e mostrare le vostre debolezze. Avete imparato che siete amati e ammirati quando siete forti. Per questo, assumete un atteggiamento alquanto duro e rigido, e non potete permettervi cedimenti. La vostra vita ha qualcosa di statico, e forse vi siete chiesti perché, nonostante il potere e l'ammirazione, non siete ancora del tutto soddisfatti.
Se vi ritrovate in alcune di queste caratteristiche, provate l'esercizio seguente: espirate profondamente, fate una pausa prima della inspirazione, inspirate brevemente, espirate profondamente, e così via. Per i primi giorni, seguite questo ritmo: quattro battute nell'espirazione; quattro battute di pausa; due battute nell'inspirazione. Successivamente potete raddoppiare il ritmo: otto battute per l'espirazione, otto di pausa e quattro per l'inspirazione. Le regole per l'esercizio precedente valgono anche per questo.

Apprezzare il dolore

Si tratta di un esercizio difficile, perché la capacità di soffrire e lasciarsi andare non è molto sviluppata nella nostra cultura.

Quando vi si presenterà l'occasione, prendetevi del tempo per soffrire. Può trattarsi della perdita di un parente o di un amico, oppure di un forte contrasto con il partner che non siete riusciti a comporre. Ritiratevi e sperimentate il dolore; non reprimetelo. Se non avete un motivo per soffrire, createvi una situazione che vi renda tristi: passate del tempo in un orfanotrofio o in un ospizio.

Concentrarsi su ciò che è importante

Scrivete a delle persone che significano o hanno significato molto per voi. Esprimete emozioni e pensieri su tutti quei conflitti e quei problemi che avete tenuto per voi. Provate a chiarire gli equivoci e a concentrarvi su ciò che è importante.

I MERIDIANI DEL POLMONE E DELL'INTESTINO CRASSO

Rafforzare il Metallo-yin: la postura del Polmone

Questa postura (vedi pagina seguente) incarna l'essenza dell'energia del Polmone: ottimismo, fiducia in se stessi e nel futuro.

Assumete questa postura quando vi sentite scoraggiati e abbattuti, o quando dubitate di voi stessi e quindi siete frenati. Assumendo questa postura, visualizzate il meridiano del Polmone, che scorre dalla spalla al pollice. Immaginate di intensificare il flusso di energia ad ogni espirazione.

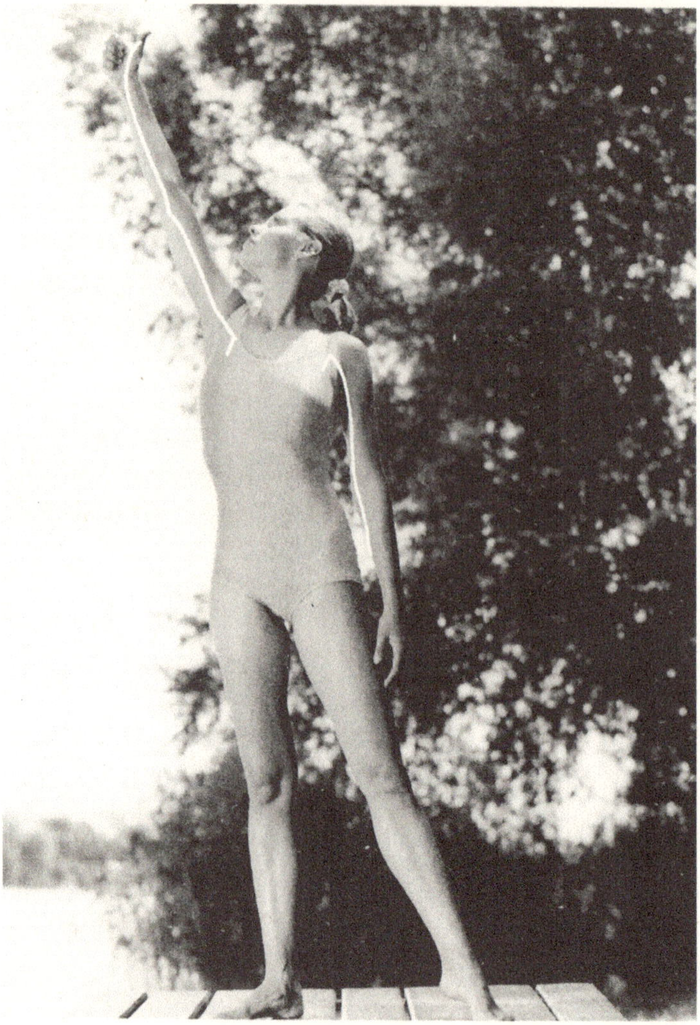

Attivare il meridiano del Polmone

1. In piedi, con i piedi paralleli posti a una distanza di circa 60 centimetri, spalle rilassate e braccia abbandonate lungo il corpo, piegate leggermente le ginocchia.
2. Tendete le braccia davanti a voi all'altezza delle spalle, con i palmi delle mani rivolte verso il basso.
3. Inspirando, oscillate velocemente le braccia il più possibile verso sinistra. I fianchi e il tronco devono accompagnare il movimento. La testa deve essere allineata al tronco. Immaginate di lanciare

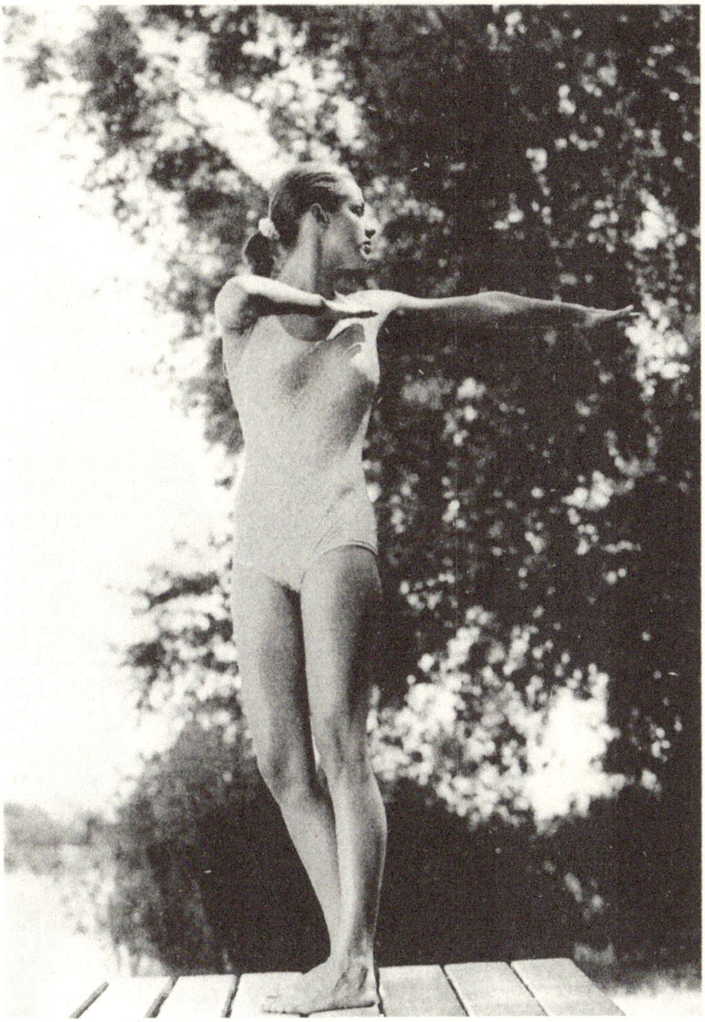

con forza qualcosa verso sinistra. Nel movimento, distendetevi il più possibile all'indietro, in modo da ottenere il massimo allungamento della colonna vertebrale e dei muscoli dorsali. Mantenete le braccia parallele.

4. Espirando, riportate le braccia al centro davanti a voi.
5. Inspirando, oscillate il più possibile verso destra (come sopra), ed espirando ritornate al centro.
6. Fate questo esercizio per circa cinque minuti.

Rafforzare il Metallo-yang: la postura dell'Intestino Crasso

Questa postura parla da sola. La funzione intellettuale dell'Intestino Crasso è la riflessione e l'eliminazione dei rifiuti mentali: distacco dai desideri, da idee e aspettative.

Assumete questa postura se avete la sensazione di esservi fissati con un'idea o se non sapete come andare avanti.

L'energia scorre nel meridiano dell'Intestino Crasso dall'indice lungo l'esterno del braccio e sopra la spalla e il collo fino a un punto che si trova vicino alla narice. Visualizzate questo flusso, di colore bianco, ad ogni inspirazione.

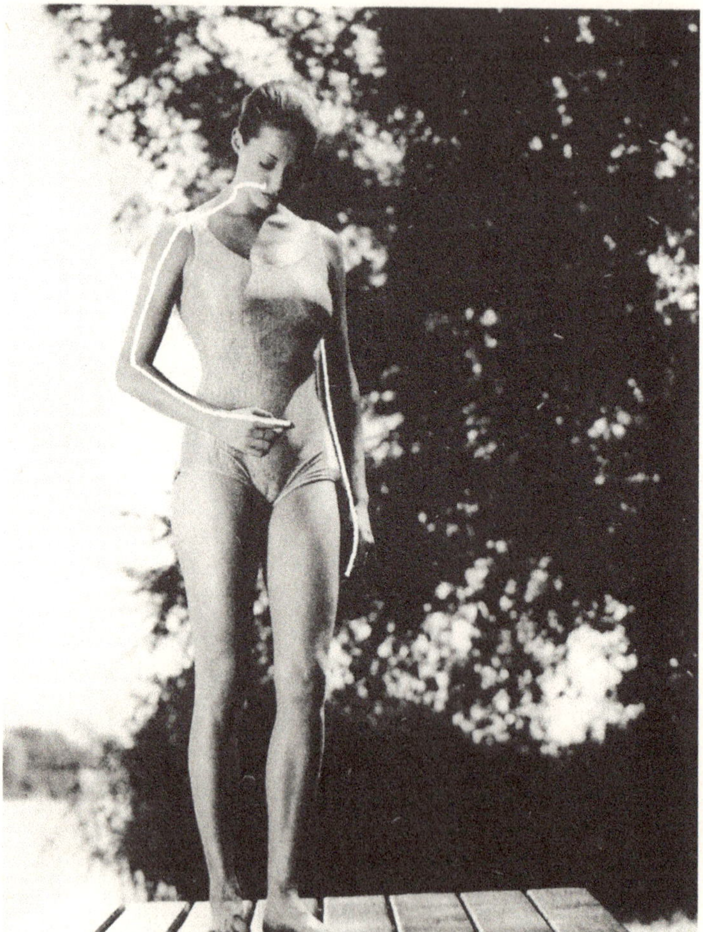

Attivare il meridiano dell'Intestino Crasso

1. In posizione stante, incrociate le braccia sul petto, in modo che i palmi delle mani siano rivolti verso le spalle.
2. Questo esercizio si chiama "tendere l'arco". Inspirando, allungate e distendete il braccio sinistro di lato (la mano sinistra regge l'arco), e "tendete la corda" con la mano destra davanti al petto. Il viso deve essere rivolto verso sinistra, l'indice della mano sinistra deve essere teso in modo che ne possiate vedere l'unghia. Lasciate crescere la tensione. Questa tensione stimola il meridiano dell'Intestino Crasso.
3. Espirando, lasciate partire la freccia dall'arco e incrociate le braccia sul petto, come all'inizio dell'esercizio.
4. Ripetete i movimenti sul lato destro.
5. Fate questo esercizio per un minuto.

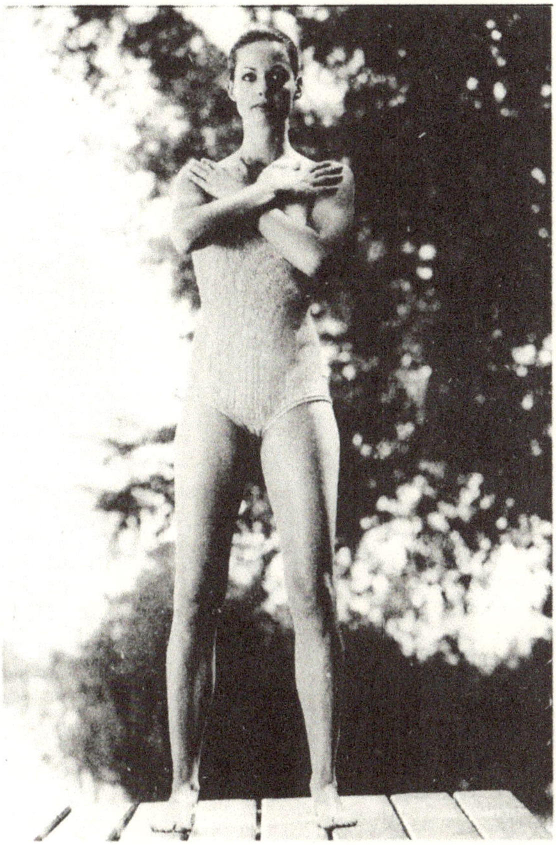

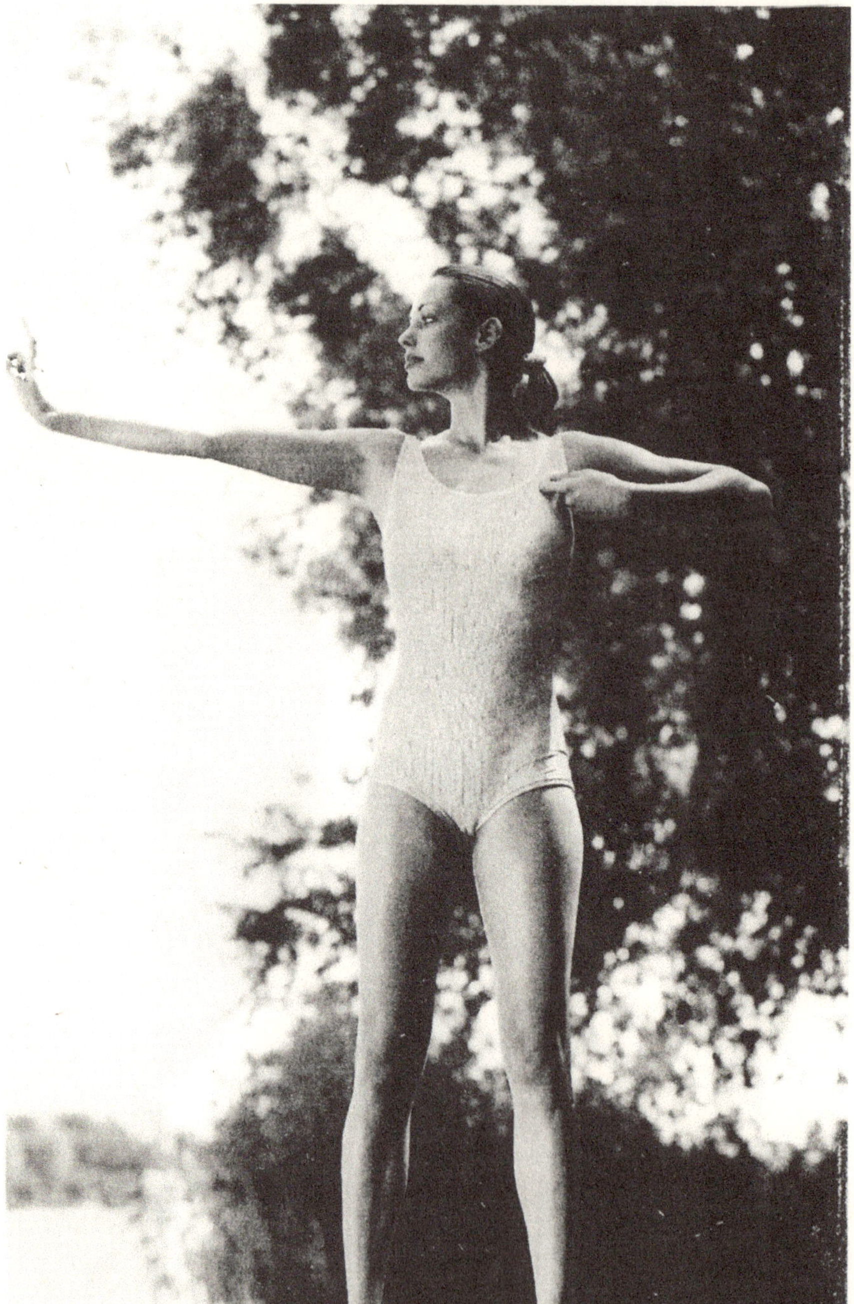

SESTA PARTE

水

ACQUA

L'ELEMENTO ACQUA

La stagione dell'Acqua è l'inverno, la stagione delle giornate brevi e delle lunghe notti. La terra giace sotto una coltre di neve, e il sole non riscalda. La vita si è ritirata nella terra; la forza della vita dorme nei semi. L'inverno è il periodo tra la morte e la rinascita.

L'Acqua era chiamata "vecchio yin", la fredda oscurità. Il suo sentimento è la paura – la paura esistenziale associata alla sopravvivenza. La sua direzione è il nord, il colore è il nero, il periodo del giorno è la notte. L'organo yin dell'elemento Acqua sono i Reni, l'organo yang la Vescica, e il tessuto le ossa.

Il carattere dell'Acqua è la discesa in basso; la sua energia è un flusso verticale verso il centro della terra. Mentre l'energia del fuoco è diretta verso l'alto, verso il cielo, l'Acqua ci spinge in profondità. Agisce sul corpo fisico come la forza di gravità, e riporta l'anima e la vita indietro alle origini, alla coscienza profonda, al nucleo centrale. Il fiume segue la corrente e ritorna al mare.

La natura dell'Acqua si manifesta nell'immagine del seme; compressa in uno spazio minimo c'è la potenzialità di un grande albero, la potenzialità cioè per lo schiudimento e per uno sviluppo divergente. Il seme è l'essenza dell'albero. Questa essenza nella tradizione cinese era chiamata energia ancestrale, della quale i Reni sono i guardiani. L'energia ancestrale rappresenta la qualità e la quantità delle varie energie che si ereditano dai genitori e dagli antenati. Il termine "energia ancestrale" è assimilabile al nostro termine "codice genetico", che conta 64 possibili combinazioni, che si ritrovano come simboli nei 64 esagrammi dell'*I:Ching*. Il rene è considerato l'organo di deposito dell'energia ancestrale, come pure una riserva di materiali diversi ed energie sottili che, attraverso l'assunzione e l'assimilazione del cibo, entrano nell'organismo e non possono essere immediatamente utilizzati nei processi vitali. È scritto nel *Nei-Ching*: "I reni ricevono l'essenza degli organi *Zang* e *Fu* e la immagazzinano".

Alcuni nomi di punti dei meridiani della Vescica e del Rene rivelano l'effetto che questi punti hanno sui depositi di energia: Vescica 24, "porta il *qi* al mare di energia"; Vescica 26, "conduce il *qi* al mare dell'energia ancestrale"; Rene 1, "gorgoglìo di primavera"; Rene 6, "verso il mare"; Rene 13, "la casa della forza vitale"; inoltre, un punto strettamente associato al Rene e alla Vescica, Governatore 4, detto *Mingmen*, "cancello della vita".

La concezione tradizionale cinese – secondo la quale i Reni ospitano la costituzione genetica – non è in contraddizione con il fatto che ogni cellula dell'organismo contiene DNA e RNA, perché i Reni, come ogni altro organo, sono considerati campi di forza che si estendono a tutto il corpo. I reni, come le ossa e le orecchie, sono le parti del corpo in cui il "campo energetico del Rene" si condensa e si materializza. La forza dell'Acqua, comunque, come l'energia degli altri elementi, pervade ogni tessuto e ogni cellula. A livello cellulare, il "campo energetico del Rene" è connesso ai cromosomi, portatori della costituzione genetica. Si potrebbe dire che l'ampia varietà di strutture, forme e processi che caratterizzano l'organismo umano, animale e vegetale è il risultato di campi energetici che si sovrappongono e interagiscono. Nella Cina antica, i campi di forza perennemente in movimento erano chiamati elementi.

La forza dell'Acqua è presente nell'organismo in varie forme. L'acqua è una componente fluida dell'organismo molto importante; costituisce il 65% del peso corporeo ed agisce come solvente e lubrificante. Nella tradizione cinese, i Reni sono indicati come i controllori delle riserve di acqua. Nelle comunità agricole cinesi, il controllore delle riserve d'acqua occupava una posizione di grande prestigio. Regolava la distribuzione dell'acqua per le risaie nei vari distretti. I Reni provvedono alla costante purificazione dell'organismo attraverso l'acqua, e questa è una delle loro funzioni più importanti. La circolazione dell'acqua nel corpo non ha nulla a che vedere con la nutrizione; questo è il compito dello Stomaco e del

Pancreas. L'acqua non apporta neppure l'energia vitale al corpo, poiché questo è il compito dei Polmoni.
L'acqua scorre senza colore né forma. Attraversando il corpo, preleva le sostanze di scarto, previene la stagnazione e rende possibile il movimento, la freschezza e la "fluidità" del corpo. Non c'è funzione organica né processo vitale che possa svolgersi senza acqua. Le secrezioni interne richiedono acqua, e l'acqua è necessaria nel processo digestivo, nel quale viene assunto e trasformato in polpa il cibo (da cui deriva la definizione dei Reni come "passaggio allo Stomaco"). L'acqua è necessaria anche per umidificare gli orifizi del corpo quali gli occhi, la bocca, il naso, le orecchie, gli organi sessuali e l'ano. È necessaria inoltre per il controllo della temperatura corporea attraverso la traspirazione e per il mantenimento delle giunture e dei fluidi muscolari.
Il gusto assegnato all'Acqua è il salato. Il sale regola la quantità di acqua ritenuta dall'organismo. L'acqua salata del mare fu l'origine della vita sul pianeta, e il corpo umano ha ancora un ambiente interno di tipo marino, solo leggermente modificato. La composizione fisiologica dei vari sali del sangue e dei fluidi dei tessuti è ancora simile, dopo un milione di anni, alla composizione dell'acqua del mare. Un eccesso di sale nell'organismo comporta un accumulo di fluido nei tessuti e quindi a tumefazioni, edemi e aumento di peso.
L'Acqua regola le ossa e, insieme alla Milza, il midollo osseo. I Reni sono responsabili del mantenimento della giusta composizione di sali e minerali nel sangue, importante per la formazione delle ossa e per molti altri processi vitali. Senza la giusta quantità di sali e di minerali nell'organismo, i nervi non possono funzionare, i muscoli non possono muoversi e il cuore non può battere. Si chiarisce pertanto il motivo per cui i cinesi considerano i Reni importanti come il Cuore: i Reni assicurano il mantenimento dell'ambiente interno, la base della vita.
La conduzione degli impulsi nervosi, in particolare, dipende da una esatta concentrazione di ioni. Dal momento che i Reni sono responsabili del mantenimento del giusto equilibrio di ioni nel sangue e, quindi, dell'intero corpo, esiste una relazione molto stretta tra il funzionamento dei Reni e il sistema nervoso. Questo può spiegare il motivo per cui i cinesi assegnano all'elemento Acqua il cervello

e il midollo spinale; nei testi antichi, il cervello viene chiamato "il mare del midollo".

Ritengo che i cinesi, duemila anni fa, non avessero le conoscenze di cui oggi disponiamo sulle concentrazioni di ioni e sui processi neurologici. Avevano un approccio alla realtà differente. Pensavano in modo analogico, e i loro processi logici erano maggiormente influenzati da intuizioni interiori. Non avendo gli strumenti scientifici di cui disponiamo oggi, dovevano affidarsi al pensiero olistico e all'intuizione. Suppongo quindi che il cervello fosse chiamato "mare di midollo" non a causa della connessione, scientificamente provata, tra il funzionamento dei reni e i processi neurologici, bensì perché il cervello nel cranio è molto simile al midollo nell'osso. Se vi è capitato di vedere in un film delle scene di chirurgia cerebrale, sapete cosa voglio dire. Ritengo che il nome di "mare di midollo" fosse dovuto, in primo luogo, a una analogia visiva, e anche tangibile, e, in secondo luogo, al fatto che avevano condotto un'osservazione dei vari organi, dei tessuti, degli organi di senso e dei meridiani per secoli, ed avevano conseguito una conoscenza basata sull'intuizione, ma verificata empiricamente, sulle relazioni tra gli organi e i meridiani.

C'è ancora qualcosa da dire sul rapporto tra Acqua e Fuoco nel contesto del sistema nervoso. La vita si è evoluta dal mare, e l'elemento Acqua è alla base della nostra vita, della nostra volontà di vivere, della vitalità e della condotta sessuale. Gli organismi viventi più semplici sono assegnati all'Acqua: un organismo monocellulare non ha circolazione sanguigna né cuore; è composto da una membrana cellulare, acqua salata, materiale genetico e organi della cellula. In confronto, il Fuoco, insieme al Metallo e alla Terra, consente l'esistenza di organismi superiori. Questo deriva dal fatto che la sostanza materiale del sistema nervoso è assegnata all'Acqua, ma i più complessi fenomeni della trasmissione degli stimoli e della coordinazione degli impulsi elettrici nel sistema nervoso sono attribuiti al Fuoco. L'Acqua è la base, il Fuoco è il vertice.

Nella tradizione cinese, tutti gli ormoni e le ghiandole sono associati all'elemento Acqua. I testi antichi distinguono un Rene-yin e un Rene-yang. Il Rene-yin è detto anche Rene-Acqua, e il Rene-yang è detto anche Rene-Fuoco.

Il Rene-Acqua filtra il sangue e produce l'urina. A livello fisico, corrisponde al rene con tutte le sue funzioni, come le conosciamo nella medicina orientale. Il Rene-Fuoco corrisponde al sistema endocrino: le ghiandole surrenali, le ghiandole sessuali, le isole di Langerhans nel pancreas, la tiroide e il timo, e infine la ghiandola pituitaria. Il concetto del Rene-yin e del Rene-yang indica anche la natura dello spirito elementale dell'Acqua, detto *Zhen*. *Zhen* è la forza di volontà, la voglia di vivere e l'impulso sessuale. Rappresenta la vitalità con la quale una persona padroneggia la vita. *Zhen* può dispiegarsi quando l'organismo fluisce liberamente, fresco e pulito all'interno, e quando l'azione degli ormoni è così ben combinata da ottimizzare i processi metabolici. Allora si sviluppano una focosa energia e una frizzante vitalità. Questa energia si manifesta in movimenti elastici del corpo, giunture flessibili, potenza sessuale, ossa forti e denti sani, pelle luminosa, buon udito, un impellente bisogno di azione e attività, e una salutare capacità di adattare le proprie esigenze alle circostanze. L'equilibrio dell'elemento Acqua dipende dal rapporto tra Rene-yin e Rene-yang. Se il Rene-yang è debole, oppure se esiste un eccesso di energia nel Rene-yin rispetto al Rene-yang, la voglia di vivere, la vitalità e il desiderio sessuale diminuiscono. Ne derivano in genere una diffusa debolezza, impotenza, frigidità e un senso di paura paralizzante.
Quando predomina l'energia del Rene-yang, si hanno persone che vanno perennemente di fretta, oppure persone rigide nei modi e nei movimenti. Questa rigidità si manifesta soprattutto nella parte inferiore del dorso, la giuntura ilio-sacrale, e nel retro delle gambe, lungo il tracciato del meridiano della Vescica. I sintomi che questa rigidità provoca sono un dorso incavato, problemi ai dischi delle vertebre lombari, sciatica, lombaggine e infezioni della vescica.
Altre conseguenze di uno squilibrio dell'Acqua sono calcoli renali, infezioni dei reni e del tratto urinario, malattie delle ossa, caduta dei capelli, alcuni tipi di diarrea, disturbi mestruali, insonnia e mani e piedi continuamente freddi.
I Reni regolano le orecchie e l'udito. L'equilibrio del fluido nelle orecchie è determinante per la qualità dell'udito. Anche il senso dell'equilibrio – funzione resa possibile dalla corretta combinazione del fluido nel labirinto dell'orecchio – è assegnato all'Acqua. La

maggior parte delle malattie delle orecchie – infiammazioni, ronzio, difficoltà dell'udito, sordità o capogiri – possono essere ricondotte a un disturbo dell'elemento Acqua.
Gli ormoni prodotti dalle ghiandole surrenali e la loro azione spiegano le emozioni e i comportamenti associati all'Acqua. Da una parte, gli androgeni hanno un effetto diretto sulla libido; dall'altra, adrenalina, noradrenalina, cortisone e aldosterone regolano la pressione sanguigna e l'equilibrio fluidico dell'organismo. Lo spavento provocato da un pericolo reale o immaginario è lo stimolo più forte al rilascio di questi ormoni nel sistema circolatorio. In Cina la paura è associata al tremendo potere dell'Acqua, che si manifesta nelle inondazioni provocate dai terremoti e nei marosi scatenati dai tifoni. La paura è associata anche a una carenza di Acqua, come nel caso della siccità che prosciuga i campi e causa le carestie.
Come per gli altri elementi, vi sono sentimenti ed emozioni associati alla forza dell'Acqua, che esprimono equilibrio o squilibrio in questo elemento. Se si hanno tutti e cinque i sensi in ordine, è naturale spaventarsi nelle situazioni di pericolo. Noi temiamo qualcosa di concreto; riconosciamo il pericolo e facciamo in modo da scansare la minaccia. La paura garantisce la sopravvivenza. Attraverso la paura impariamo a rispettare la vita e il suo grandioso potere.
Paragonati alla paura, ansia e terrore sono più intensi; sono stati emotivi nei quali la minaccia del momento non può essere valutata adeguatamente. Spesso si tratta di una minaccia immaginaria. L'ansia è una condizione in cui una minaccia non può essere giudicata correttamente, oppure non sussiste più il pericolo.
La parola "ansia" deriva dal termine latino *angustiae*, che si può tradurre come "limitatezza, restrizione, concisione, difficoltà, povertà, necessità". L'ansia nasce quando ci isoliamo e non siamo più in armonia con le cose e le persone attorno a noi. Riuscire ad armonizzarsi con l'ambiente è una caratteristica dell'elemento Acqua: essere gentili, abbandonarsi e non opporre alcuna resistenza. Disturbi gravi dell'elemento Acqua conducono ad attacchi di panico, paranoia, manie di persecuzione, paura del buio, paura di un "buco interno" interiore, e a situazioni in cui si diventa rigidi, immobili, e paralizzati dalla paura.

L'elemento Acqua custodisce i segreti più profondi della vita. Accettando il potere dell'Acqua, acquisiamo la calma interiore e la superficie del lago diventa liscia. Nella quiete interiore, il mondo dei sogni, i domini dei sogni e l'inconscio lentamente si schiudono. Anche la via del regno della morte gradualmente diventa visibile. L'Acqua è l'elemento della profondità del sé e della meditazione. Se ci si sente a proprio agio all'interno, si può affrontare serenamente la tempesta all'esterno. È attraverso l'Acqua, più che ogni altro elemento, che possiamo incontrare ciò che non ha nome, il *Tao*.

ESERCIZI MENTALI E FISICI PER FAVORIRE LO SCORRERE DELL'ACQUA

DOMANDE CHIARIFICATRICI

Esaminate le domande seguenti come avete fatto in precedenza.

- Come mi sento in inverno o quando fa freddo?
- Ho paura del buio?
- Ho una volontà forte, che mi aiuta a superare le difficoltà?
- Il mio desiderio sessuale è forte o debole?
- In quali situazioni mi rilasso profondamente?
- Riesco a immergermi in qualcosa al punto da dimenticare tutto il resto?
- Ho una forte immaginazione o una capacità di fantasticare?
- Di cosa ho paura?
- Custodisco dei segreti?
- Ho un buon udito?
- Ho mai sofferto di infiammazioni o di ronzii all'orecchio che sono durati per molto tempo?
- I miei capelli sono sani e forti?
- I miei denti sono sani?
- Avverto talvolta dolore ai reni?
- Tendo a contrarre infezioni alla vescica?
- Ho mai sofferto di malattie renali?
- Preferisco i cibi salati, oppure ho una avversione per il sale?
- Sono molto ambizioso, o non lo sono affatto?
- Di chi o di cosa ho un profondo rispetto?
- Cosa mi ha veramente divertito la settimana scorsa?

- Ho mai pensato a come morirò o a come mi piacerebbe morire?
- Qual è il mio atteggiamento verso la morte?
- Qual è, secondo me, il massimo segreto della vita?

ESERCIZI DELL'ACQUA

CONFRONTARSI CON LA PAURA

Recatevi di sera in una stanza buia. Immaginate una situazione in cui avete avuto paura, e richiamatela alla mente in dettaglio. Lasciate che la situazione appaia molto peggiore di quanto in realtà non sia, ed entrate nella vostra paura.

Nel momento in cui provate una forte paura, focalizzate l'attenzione sul vostro corpo. Dove avvertite un blocco o tensione? Trattenete il respiro o respirate in modo contratto? Respirate profondamente mentre create nuovamente la situazione di paura con l'immaginazione. Continuate a respirare profondamente fino a che la paura diminuisce o scompare del tutto.

Se siete persone paurose, fate questo esercizio una volta alla settimana per uno o due mesi. Può aiutarvi a ridurre la paura. Inoltre, la prossima volta che sarete colti dalla paura, sarete in grado di reagire con maggior tranquillità e difendervi meglio.

SENTIRE IL GREMBO MATERNO

Giacendo sul letto nel pomeriggio o di sera, prendetevi quindici minuti per viaggiare nel vostro passato. Ricordate come vi sentivate ieri, una settimana fa, un anno fa, tre anni fa, cinque anni fa e così via. Ricordate la pubertà, i primi anni di scuola, l'infanzia. Immaginate come potevate sentirvi quando eravate infanti, alla nascita, prima di nascere. Se emergono emozioni o immagini di quel periodo, lasciate che vengano; non cercate di interpretarle o di confrontarle con ciò che già sapete. Immaginate di nuotare nel liquido amniotico. Poi ascoltate i respiri lenti e profondi di vostra madre nel sonno che vi dondolano dolcemente. Immaginate che questo respiro vi avvolga completamente, vi culli e vi protegga. Lasciate quindi che il vostro piccolo respiro si sincronizzi con questo più grande. Dovete solo ascoltarlo, senza fare altro. Il respiro entra, il respiro esce. Entra ed esce.

Ascoltate il respiro in silenzio per circa quindici minuti.

Latihan

Si tratta di una tecnica della tradizione tantrica, che libera in noi il "flusso dell'acqua" – la capacità di essere gentili, flessibili, di lasciare che le cose accadano, di fluire.

Recatevi in una stanza buia verso sera. Indossate abiti comodi e togliete calze e scarpe. Ballate una danza di fantasia per quindici minuti, in modo da divenire sciolti e rilassati.

Mettetevi poi al centro della stanza e rimanete immobili; non fate nulla. Dopo qualche minuto, sentirete che il corpo comincerà a muoversi da solo. Lasciate che si muova come desidera, senza interferire. Forse avvertirete una contrazione, o un piccolo fremito lungo il corpo. Inizia un movimento, si interrompe e poi continua. Assecondate la dinamica del corpo.

Dopo un po' di tempo, vi sentirete ricaricati. Ogni volta che rinunciate al controllo volontario dei movimenti, subentrano i centri cerebrali più profondi, e i movimenti repressi possono venire in superficie. La tensione e i blocchi finalmente si sciolgono sotto il controllo dei centri autoregolati, e il tono muscolare cambia. L'energia è libera.

Restate in questa condizione per circa trenta minuti, poi sdraiatevi sulla schiena e godetevi questa sensazione di rilassamento.

I MERIDIANI DELLA VESCICA E DEL RENE

Rafforzare l'Acqua-yang: la postura della Vescica

La funzione della Vescica ha a che fare con il rilassamento fisico e mentale, il distacco dall'attività e il ritorno a uno stato di quiete.

Assumete questa postura (vedi pagina seguente) quando siete molto affaticati e desiderate rilassarvi. Oscillate lentamente da un lato all'altro e poi indietro.

Poi cambiate per un po' direzione. Portate senza forzare la parte superiore del corpo in avanti, poi tornate in posizione eretta e inarcatevi all'indietro per allungare i muscoli della schiena e del collo. Fatelo molte volte. Quando fate questo esercizio, portate il corpo ogni volta un poco più avanti mentre visualizzate il meridiano della Vescica, che parte dall'angolo interno dell'occhio, passa sulla testa e scende lungo la schiena, il retro delle gambe e l'esterno del piede fino al dito mignolo. Visualizzatelo dell'ampiezza di circa due dita su entrambi i lati dell'asse centrale del corpo.

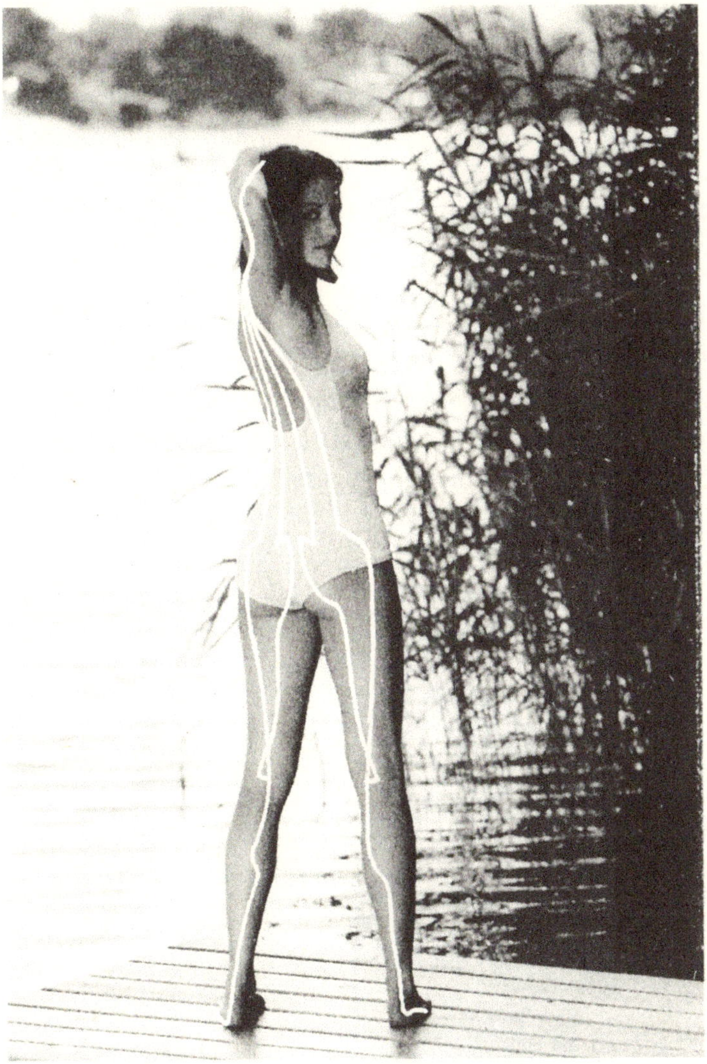

Attivare il meridiano della Vescica: la candela e l'aratro

1. La candela: giacete rilassati sulla schiena, con le braccia lungo i fianchi.
2. Sollevate le gambe portandole in posizione verticale.
3. Sorreggete la schiena con le mani, sollevando la parte inferiore del tronco e portandola in linea con la verticale delle gambe. Il peso del corpo poggia sulle spalle e sul collo. Rimanete in questa posizione ogni giorno un po' più a lungo, fino a tre minuti.

4. Passate poi all'aratro: tenendo le gambe tese, portatele lentamente indietro sopra la testa fino a toccare con gli alluci il terreno. Mantenete le gambe tese il più possibile senza provare una tensione dolorosa. Rilassatevi e respirate con l'addome. Restate in questa posizione fino a tre minuti.
5. Tenendo le gambe tese, riportatele in verticale nella posizione della candela.
6. Abbassate lentamente le gambe e giacete sulla schiena. Rilassatevi per almeno un minuto e apprezzate gli effetti dell'esercizio. La candela e l'aratro sono esercizi di Hatha Yoga che distendono e attivano il meridiano della Vescica. Sciolgono la spina dorsale, i muscoli contratti della schiena e del collo, e il retro delle gambe. Aiutano il cuore a pompare il sangue e a prevenire edemi e vene varicose.

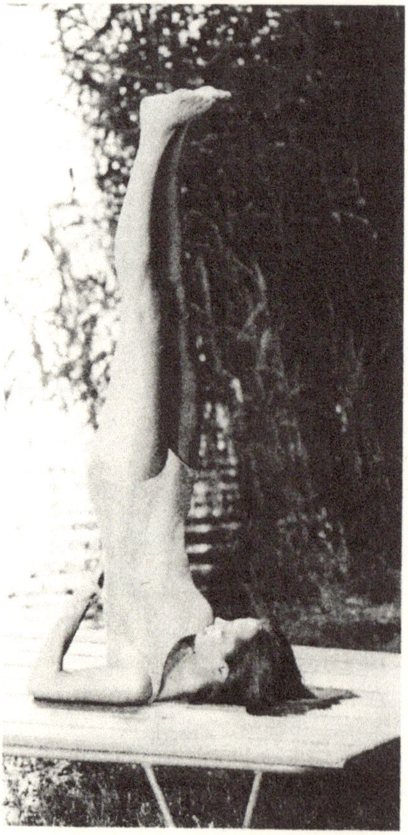

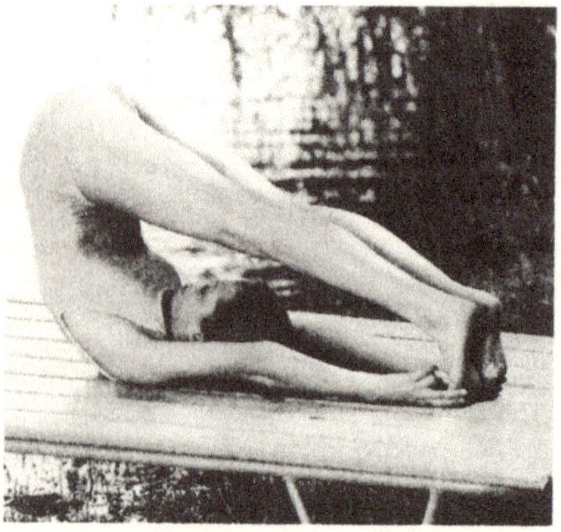

Attivare il meridiano del Rene

1. Sedete sul pavimento, con le gambe piegate in modo che le piante dei piedi si tocchino.
2. Tenete con le mani le caviglie, e spingete con i pollici sul punto Rene 6. Questo punto di agopressione si trova un pollice sotto la punta dell'astragalo, nella piccola rientranza fra i tendini.
3. Avvicinate quanto più possibile i piedi al bacino.
4. Inspirando, state dritti e allungate la spina dorsale. Espirando, piegate la parte superiore del tronco, portandovi avanti e avvicinandovi al massimo agli alluci.
5. Fate questo esercizio per un minuto. Respirate profondamente e regolarmente.
6. Una volta finito, sedete eretti a gambe incrociate e chiudete gli occhi. Espirando, recitate il mantra "Zhen" per un periodo che va da uno a tre minuti.

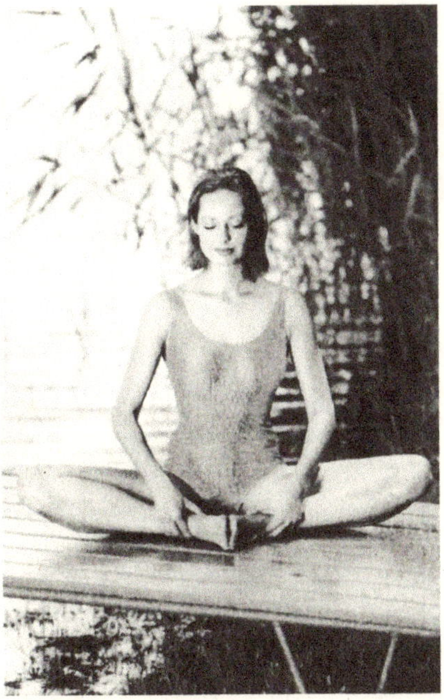

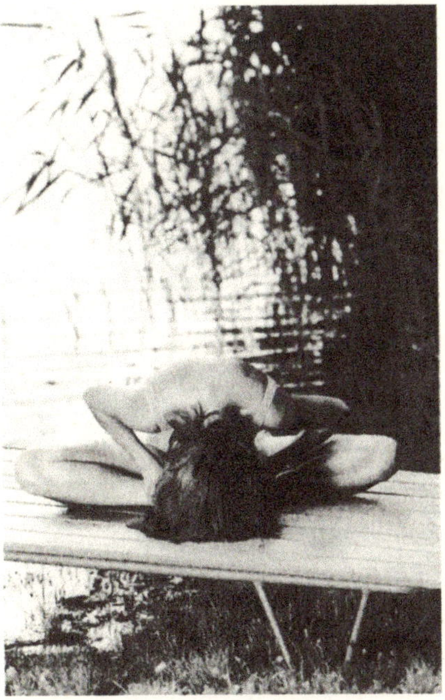

Rafforzare l'Acqua-yin: la postura del Rene

Questa postura descrive l'essenza dei Reni: fiducia, flusso, rigenerazione e quiete.

Il meridiano del Rene scorre dalla pianta del piede lungo l'interno della gamba fino al piano pelvico, e da lì sale lungo la spina dorsale fino alla parte inferiore della schiena. Dal *Mingmen* (Governatore 4), al livello della seconda vertebra lombare, si dirige ai reni e, lungo l'uretra, alla vescica. Si riporta alla superficie del corpo sul bordo superiore dell'osso pubico, e da lì risale lungo l'addome al torace e alla clavicola. Visualizzate il meridiano del Rene nella gamba flessa mentre inspirate (il flusso dell'energia è meno intenso nella gamba tesa).

Assumete poi l'immagine speculare di questa postura e visualizzate il meridiano del Rene dall'altra parte.

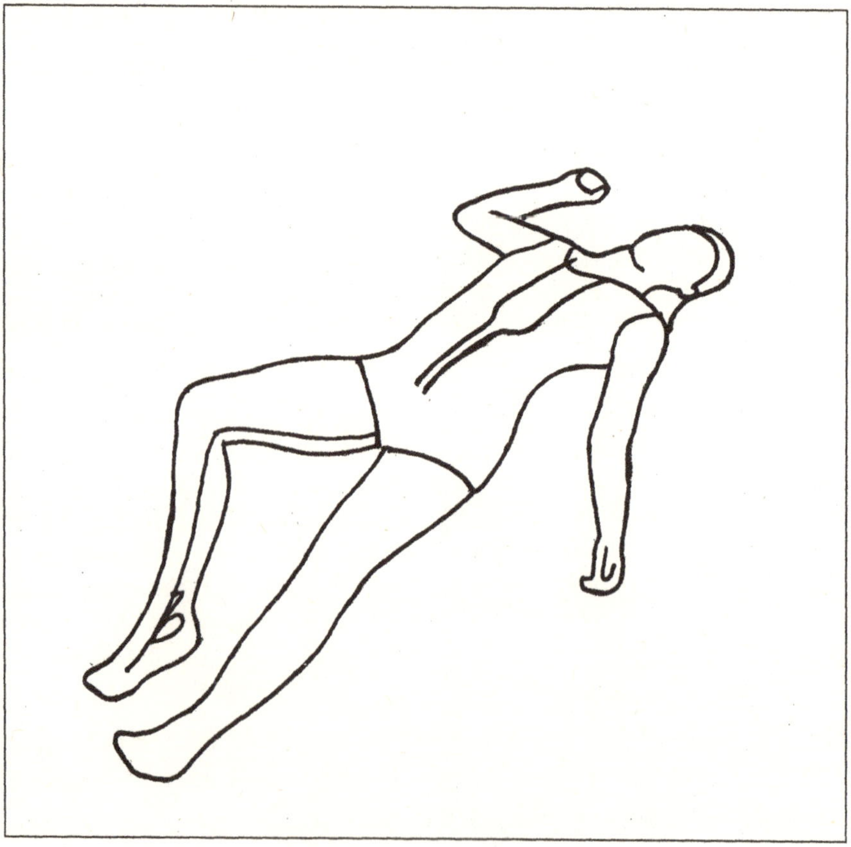

SETTIMA PARTE

I QUATTRO CICLI

I cinesi attribuivano una grande importanza all'armonia e all'equilibrio delle forze e delle energie. Alla luce dei processi della natura e del cosmo, le caratteristiche dei singoli organi passavano in secondo piano rispetto alle loro interazioni. In ogni processo vitale, gli elementi si bilanciano, si creano e si bloccano l'uno con l'altro. La tradizione cinese riconosce quattro leggi che regolano le relazioni reciproche fra gli elementi: il ciclo della creazione (*Sheng*), il ciclo del controllo (*Ko*), il ciclo della ribellione e il ciclo della sottrazione. Questi quattro cicli descrivono le fasi della crescita e della interazione fisiologica degli organi, il percorso e la diffusione di disturbi e malattie da un elemento all'altro, da un organo all'altro. I quattro cicli chiariscono le complesse combinazioni che sono alla base del quadro clinico individuale. Se vengono applicate sul piano emotivo e mentale, si ottiene una panoramica della dialettica fra sentimenti e atteggiamenti mentali.
I cicli descrivono anche le componenti della personalità, come pure la relazione tra personalità e malattia. Costituiscono uno strumento fondamentale di diagnosi e terapia della tradizione cinese. I quattro cicli mostrano come gli elementi siano reciprocamente connessi, e come ogni cosa che avviene abbia un effetto su tutto il resto.

IL CICLO *SHENG*
O LA LEGGE DELLA MADRE E DEL FIGLIO

Questo ciclo descrive il passaggio da un elemento all'altro, da una fase all'altra. Il Legno si trasforma in Fuoco, il Fuoco in Terra, la Terra in Metallo, il Metallo in Acqua e l'Acqua ancora in Legno. Nei testi cinesi, questi passaggi vengono illustrati nel modo seguente: si usa il legno per fare il fuoco; quando il fuoco brucia, resta la cenere, cioè terra; nelle profondità della terra, si creano i metalli; l'acqua si condensa sul metallo o proviene dal cielo, il regno del metallo; l'acqua nutre le piante per farle crescere, quindi l'acqua genera il legno; quando si accatasta una grande quantità di legno, il fuoco divampa; il fuoco nei campi produce nuova terra fertile. La manifestazione dell'energia di ciascun elemento dipende dal nutrimento che riceve dall'elemento che lo precede nel ciclo; perciò questo ciclo viene chiamato anche il ciclo del nutrimento.

Nutrimento e costruzione sono considerati yin, per cui il ciclo *Sheng* è particolarmente efficace negli organi yin. Il Fegato (Legno-yin) nutre il Cuore, il Cuore (Fuoco-yin) nutre la Milza, la Milza (Terra-yin) nutre i Polmoni, i Polmoni (Metallo-yin) nutrono i Reni, i Reni (Acqua-yin) nutrono il Fegato, e così via.

È difficile tradurre i principi qui descritti in termini di fisiologia occidentale. Il ciclo *Sheng* descrive la trasformazione delle forze dinamiche e delle energie che si riflettono sul piano organico e mentale. Non è possibile misurare le energie, ma si possono riconoscerne gli effetti.

Per esempio, nella pratica della medicina cinese i Reni vengono rafforzati dall'energia del Polmone. Questa combinazione si riscontra spesso nelle malattie. Se i primi squilibri e le malattie dell'infanzia sono riconducibili al Metallo e si manifestano in raffreddori cronici, pertosse, polmonite o diarrea, nel successivo periodo di crescita è probabile riscontrare squilibri dell'Acqua, che si manifestano in otiti, ronzio nelle orecchie o carie dentali. In questo caso, l'Acqua e gli organi e i tessuti relativi vengono sottonutriti per anni, a causa della debolezza del Metallo.

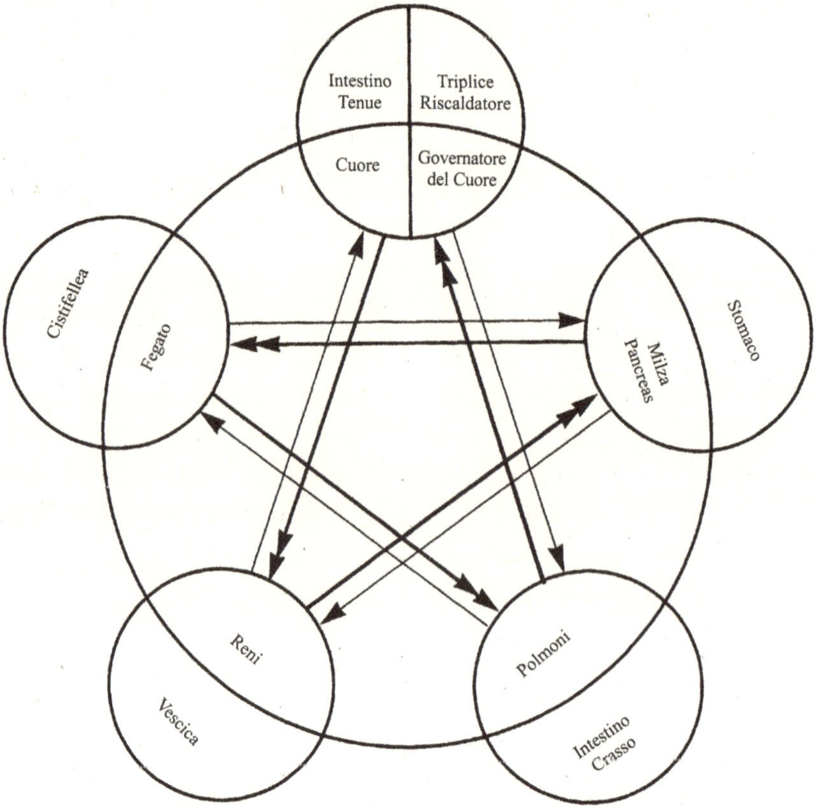

Il ciclo *Sheng* raffigura un circuito chiuso. Se il circuito viene interrotto in qualche punto e un elemento non può più nutrire il successivo, il risultato è "malnutrizione". I cinesi chiamano questo, rispetto all'elemento precedente, "il figlio". L'elemento che nutre è "la madre". Il figlio di un elemento è la madre del successivo e così via, fino al completamento del ciclo. Per questo il ciclo viene definito come la legge della madre e del figlio. La forza di un elemento dipende dall'adeguatezza del nutrimento che riceve dalla madre. Questa relazione madre-figlio si può osservare in ogni settore, sia biologico, sia emotivo, sia mentale. La denutrizione è importante ai fini della diagnosi, ma esistono anche disturbi causati dalla superalimentazione.

Per quanto queste leggi appaiano chiare in un caso individuale, è difficile descriverle in astratto. Sul piano emotivo, è possibile comprendere meglio il passaggio dei sentimenti da un elemento all'altro pensando al corso dell'anno con le varie stagioni e le emozioni fondamentali ad esse associate. La primavera è il momento di nuovi piani; si dà inizio a nuovi progetti. Le persone sono più estroverse; si fanno nuove conoscenze e nascono nuovi amori. Dal momento che l'intero spettro emotivo del Legno in primavera risulta intensificato, alcuni possono sperimentare maggiore impazienza e irritabilità se l'elemento Legno è forte, o una profonda depressione se l'elemento Legno è debole. L'esplosione dell'estate deriva da questo nuovo inizio in primavera – la gioia del successo, di una celebrazione, della danza. Ci si può sentire sollevati e concilianti dopo un improvviso scoppio d'ira; ci si è espressi, si è affermata la propria opinione e non si è rimasti in disparte. L'esperienza dimostra che le persone che non si arrabbiano mai provano raramente una gioia autentica e vibrante. Il passaggio dal Legno al Fuoco si osserva facilmente nei bambini. Un momento saltellano come pazzi, insultandosi, litigando o picchiandosi, e un momento dopo sono di nuovo grandi amici, come se non fosse successo nulla.

Dopo un momento di gioia, vi torniamo spesso con il pensiero e desideriamo che si ripeta. Diventiamo più calmi e riflessivi, forse anche un po' malinconici. Ci appassioniamo ai racconti e alle esperienze del passato. Sono tutti stati d'animo che appartengono all'elemento Terra. Empatia e simpatia possono nascere da una gioia pienamente sentita – una comprensione e un legame profondi con qualcuno che amate e con il quale avete condiviso momenti felici. Dalla simpatia che nasce dalla condivisione di un'esperienza forte può derivare la critica costruttiva – ancora un'altra caratteristica dell'elemento Terra.

La malinconia può trasformarsi in tristezza; l'empatia conduce ad intuire se e quando è il momento adatto per lasciare un'altra persona. Chi è in grado di percepire i bisogni dell'altro sa anche quando è il momento di andarsene. Una persona di questo tipo saprà anche quando è il caso di stare da soli e ritirarsi, invece di aggrapparsi all'altro, che è un comportamento tipico di una persona che ha un elemento Terra eccessivamente forte con disturbi nel passaggio al Metallo. Chi sperimenta un passaggio fluido dalla Terra al Metallo è in grado di distaccarsi dal passato, di recidere i legami con il passato e abbandonare la vecchia identità. Conserverà l'essenza delle esperienze passate, e si libererà di ciò che non è importante. La maturazione avverrà attraverso il dolore e il distacco. Se il passaggio dal Metallo all'Acqua è incompleto, allora la persona avrà paura di stare da sola. Stare da sola sarà vissuto come solitudine e desiderio di legami. Dietro la paura della solitudine c'è quasi sempre la paura di confrontarsi con se stessi e con il proprio inconscio. Ciò si deve al fatto che nella solitudine conosciamo ciò che siamo veramente, grazie alla nostra forza. La capacità assegnata al Metallo di distaccarsi da qualcuno o qualcosa è necessaria per conseguire la quiete dell'Acqua e diventare silenziosi. Dal silenzio cresce un nuovo inizio. È il passaggio dall'Acqua al Legno. Sul piano emotivo, sperimentiamo questo passaggio come un mutamento improvviso dalla paura all'aggressività. Una persona che si senta messa in un angolo e minacciata, reagisce alla paura attaccando o paralizzandosi. Nel primo caso si ha una salutare transizione dall'Acqua al Legno. La si osserva in modo particolarmente chiaro negli animali e nei bambini. La paura paralizzante predomina invece nelle persone abituate alla buona educazione e all'autocontrollo, perché non riescono ad immaginare una via d'uscita o il modo di prevalere con successo. Il passaggio dall'Acqua al Legno è squilibrato. Le piante non crescono con l'acqua salata.

IL CICLO KO
O LA LEGGE DELLA NONNA E DEL NIPOTE

Il ciclo della creazione e della costruzione ha la sua naturale polarità nel crollo e nella distruzione di ciò che è venuto in essere. Tutto ciò che cresce ha dei limiti naturali oltre i quali la crescita diventa inutile. Se questi limiti vengono superati, ne consegue uno squilibrio che provoca una crescita eccessiva, ipertrofia e, infine, il cancro.

Come ogni elemento ha una madre che lo nutre, così ha pure una nonna che è responsabile della sua educazione e della sua crescita adeguata. Nella Cina antica, come in molte altre culture, i nonni avevano il compito di riconoscere l'autentica vocazione dei loro nipoti e agevolarla, curandone la formazione. Erano la vera autorità in materia di educazione; trasmettevano l'esperienza di intere generazioni, per lo più sotto forma di fiabe o di racconti. Prendevano decisioni in materia di carriere e di matrimoni. I genitori, invece, dovevano preoccuparsi dell'aspetto materiale della vita; lavoravano nei campi e mantenevano la famiglia.

È tipico della nostra cultura che la funzione dei nonni si sia svotata di significato, specialmente nelle città. L'educazione e la formazione dei bambini vengono delegate ad anonime scuole pubbliche, che forniscono molte informazioni, ma non una vera conoscenza riguardo il destino personale e il senso della vita. Resta solo la funzione di supporto materiale dei genitori.

Era compito dei nonni fornire ai nipoti la direzione e il sostegno necessari per la loro maturazione. Se i nonni erano troppo severi, e i loro metodi troppo autoritari, i nipoti non sviluppavano un'indipendenza di azione e di giudizio. Se erano troppo permissivi e non li riprendevano abbastanza, i nipoti diventavano irrispettosi, arroganti e incapaci di stare al proprio posto da adulti.

Il diagramma del ciclo *Ko* ha la forma di una stella a cinque punte. Nelle tradizioni mistiche occidentali questo simbolo è conosciuto come pentagramma – simbolo della magia bianca se è rivolto in alto, della magia nera se è rivolto in basso. Come il ciclo *Sheng*, il ciclo *Ko*, o Ciclo del Controllo, è un sistema di simboli astratti che permette di collegare reciprocamente osservazioni empiriche e concetti di ambiti diversi. Nei testi cinesi, le leggi del ciclo *Ko* erano descritte nel modo seguente: l'acqua spegne il fuoco, il fuoco fonde il metallo, il metallo (in forma di sega o di ascia) taglia il legno, il legno (come pianta o albero) rompe la superficie della terra, la terra ostruisce i corsi d'acqua.

Troppa acqua estingue definitivamente il fuoco. Questo rapporto tra Acqua e Fuoco si osserva in persone ambiziose, determinate e volitive, ma prive di calore, di gioia e di luce. Si riscontra anche in persone piene di paure e paranoiche; la paura è il contrario dell'amore.

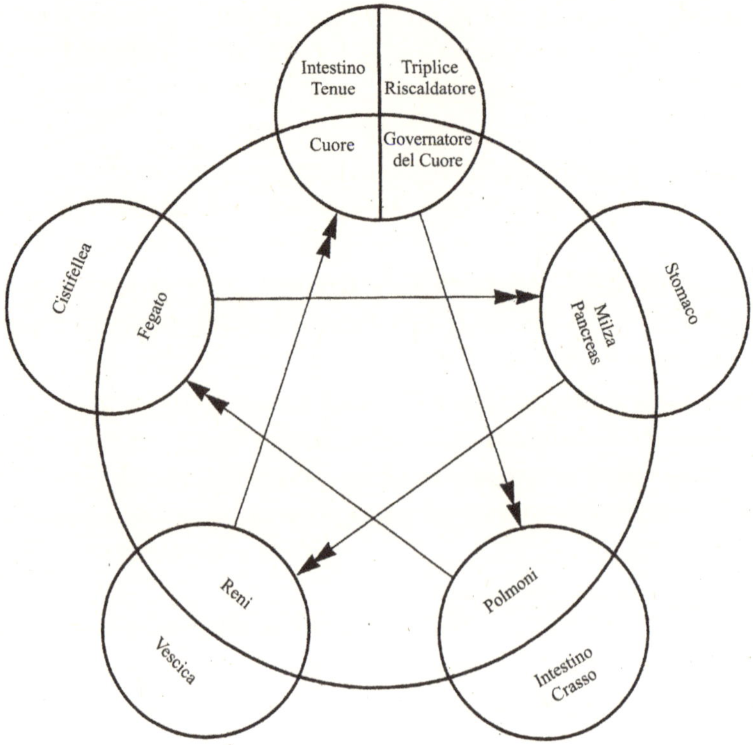

Poca acqua lascia che il fuoco divampi. Il fuoco si consuma troppo rapidamente e si risolve in un fuoco di paglia, invece di riscaldare. Le conseguenze sul piano emotivo sono l'eccesso di entusiasmo, follia e isteria, gozzoviglie e baldoria, che si trasformano in depressione quando il fuoco si è spento. Altri sintomi di questo tipo di squilibrio sono l'insonnia e l'instabilità di umore.

Il fuoco fonde il metallo. Il fuoco è necessario per dare al metallo una forma, per raffinarlo. Si possono creare utensili e gioielli. L'elasticità e la durezza di molti metalli dipendono dalla loro temperatura; a temperature basse diventano fragili, mentre a temperature più elevate diventano più flessibili e resistenti. Alle qualità mentali del Metallo, all'anelito alla purezza e alla spiritualità, il calore del Fuoco aggiunge entusiasmo, serenità, buonumore e gioia, che sono le caratteristiche di una persona autenticamente religiosa. La scarsità di fuoco porta al fanatismo. L'eccesso di Fuoco porta all'isteria religiosa e all'estasi, alla vaghezza e all'offuscamento mentale; si perde il senso di ciò che

è essenziale nella vita. Sul piano emotivo, il Fuoco può rallegrare una persona triste e restituirle il sorriso. Una battuta spesso aiuta a superare il cattivo umore e l'abbattimento.
Il metallo taglia il legno. La polarità di espansione e contrazione, di primavera e autunno caratterizza il rapporto. Le persone con un Metallo particolarmente forte danno l'impressione di essersi ritirate e isolate dal loro ambiente. Spesso sembra che si portino dietro dall'infanzia la loro tristezza, testimoniata dal loro pallore. Hanno la tendenza a incurvare le spalle. Sono caratterizzate dalla paura e da un atteggiamento pessimistico, che impediscono loro di essere intraprendenti e coraggiosi. Per loro è molto difficile dedicarsi a nuovi progetti e incontrare gente nuova. Non si assumono dei rischi per ottenere ciò che vogliono, e reprimono l'aggressività. Preferiscono conservare la loro tristezza piuttosto che un temporale spazzi via tutto, e talvolta razionalizzano questo atteggiamento per mezzo di una dottrina religiosa.
Viceversa, la scarsità di Metallo consente al Legno di crescere in modo selvaggio. Chi ha questo problema vive spendendosi molto, e passando da una nuova avventura all'altra. Una persona simile è molto dotata di spirito imprenditoriale e di inventiva, ma tende a disperdersi nell'attivismo; talvolta può perdere il senso di ciò che veramente conta.
Il Legno penetra la Terra. Se la foresta o la giungla ricoprono l'intera regione, non rimane lo spazio per coltivare i campi. Se mancano gli alberi, il suolo non riesce a trattenere l'umidità, i minerali vanno dispersi, e la regione si trasforma in un deserto o in una steppa. Il Legno è la nonna della terra, ed è responsabile della sua fertilità. Se una persona è iperattiva, fa troppi piani, intraprende troppi progetti e deve prendere troppe decisioni, allora molti di questi progetti non giungeranno a maturazione, e sarà difficile trovare la pace interiore. Chi non è radicato magari viaggia molto o si sente sempre sul piede di partenza. È un tipo di vita che può generare irritabilità e insicurezza. L'elemento Terra fornisce un senso di sicurezza. Un elemento Legno troppo forte causa una aggressività generalizzata; dove c'è molta aggressività, c'è poco spazio per l'empatia e la simpatia e scarsa disponibilità a preoccuparsi per gli altri e aiutarli.
Se, al contrario, il Legno è debole e non è in grado di controllare la Terra, ne deriva allora uno stato *Shi* della Milza, che provoca un atteggiamento iperprotettivo nei confronti degli altri, un eccessivo roman-

ticismo, oppure un continuo lamentarsi dei propri errori, per non essersi fatto valere, per non aver realizzato qualcosa, per non aver avuto successo.

La terra interrompe il corso d'acqua. L'immagine di questo rapporto è l'argine che regola il flusso dell'acqua e le impedisce di straripare dopo una forte pioggia. L'interazione di terra e acqua assicura acqua sufficiente per i campi durante tutto il corso dell'anno. Per quanto riguarda gli uomini, ciò si manifesta nell'essere dotati sia di senso della realtà, sia di sentimenti profondi – una complementarità di praticità e ragionevolezza, misticismo e sensibilità. Da una parte, c'è la Terra con il suo senso delle cose importanti della vita, dall'altra l'elemento Acqua con la sua tendenza verso i sogni, la musica, le droghe, la profondità di sentimento e l'esplorazione dell'inconscio.

Una persona con un elemento Terra troppo sviluppato avrà come priorità cose come: mantenere la casa in ordine, adempiere nel modo migliore al proprio dovere nel lavoro, guadagnare denaro e ottenere un riconoscimento, che sarà perseguito osservando le regole morali e sociali della propria cultura, non necessariamente per senso di giustizia o interiorizzazione di valori. Il che comporta una concentrazione sulle cose materiali che non lascia molto spazio per una comprensione profonda dell'elemento Acqua, che verrà, magari lottando, represso. Questo tipo di persona offre spesso giudizi drastici sulla meditazione, sull'ipnosi, la droga e le esperienze estatiche. La paura delle emozioni represse è generalmente alla base di simili comportamenti.

Se l'elemento Terra è troppo debole e non riesce a regolare il flusso dell'acqua, ne deriva una piena della psiche – un'ondata di emozioni incontrollabile. Si viene inondati da emozioni molto forti e si ha paura di sentirsi mancare la terra sotto i piedi. La profondità di sentimento è spesso accompagnata da questa paura di perdere il controllo della propria vita e delle proprie azioni. Questa paura passa solo quando si impara a confidare nell'Acqua e nel destino.

Se predomina l'elemento Acqua, ne deriva la sensazione di essere alla mercé della società e di non riuscire a controllare le proprie emozioni. Il turbamento interiore e paure assurde possono diventare forti come una marea. Queste paure esistenziali costituiscono un fattore decisivo nella tossicodipendenza, nella schizofrenia e nella psicosi.

Il ciclo *Ko* determina anche il rapporto tra yin e yang nell'organismo.

L'organo yang "nonna" controlla l'organo yin "nipote". Per esempio, la Cistifellea controlla la Milza, lo Stomaco controlla i Reni, e così via. Una funzionalità eccessiva o carente della Cistifellea intaccherà, in modo diverso, il sistema energetico della Milza-Pancreas e, in molti casi, lo danneggerà. In parole povere, si potrebbe dire che un iperfunzionamento dell'energia della Cistifellea porta all'interruzione del ciclo energetico nella Milza. In caso di ipofunzionamento, il sistema energetico della Milza diviene troppo forte e questo produce comunque squilibrio.

Il ciclo *Ko* assicura il raggiungimento e la conservazione dell'equilibrio energetico tra gli elementi, nella natura e nell'uomo. Grazie a questo ciclo, la crescita del singolo elemento viene limitata in favore della crescita organica complessiva.

Se si applica il ciclo *Ko* al piano emotivo, diventa chiaro che i fondamentali sentimenti umani sono tutti ugualmente importanti – non solo per l'equilibrio emotivo, ma anche per l'equilibrio e la stabilità del corpo fisico e del sé spirituale – poiché questi tre livelli sono in costante interazione. Noia, ira, allegria, gioia, simpatia, malinconia, tristezza, dolore, cupidigia e paura hanno lo stesso valore nella nostra vita, perché sono energie costitutive di noi stessi e sono l'espressione delle cinque forze elementali che creano e danno forma al corpo, alla mente e all'anima. Una persona che abbia gli elementi in equilibrio sarà in grado di percepire e seguire tutti questi impulsi emotivi.

È ovvio che, nella nostra cultura, la gioia e la compassione sono quasi sempre ben accolte, mentre l'ira, la cupidigia, il dolore e la paura no. Questo atteggiamento ha delle conseguenze a lungo termine, perché tutte le emozioni fondamentali che sono giudicate negativamente, cancellate o represse dall'individuo o dalla società causeranno, secondo le leggi dei cicli *Sheng* e *Ko*, delle interferenze nella delicata interazione degli elementi. Chi non manifesta mai noia o ira sarà piacevole per gli altri, ma questo comportamento incide negativamente non solo sul suo elemento Legno, ma anche sul Fuoco e sulla Terra. Avrà probabilmente poco calore e scarsa spontaneità, e proverà pochissima gioia autentica nella sua vita. Costui cerca di essere gradevole e servizievole nei confronti degli altri, ma il suo corpo testimonia questo squilibrio. Una persona siffatta può avere tendenza all'obesità, al diabete, alla gastrite e ad altri disturbi dell'elemento Terra.

È possibile citare molti altri esempi. Chi non riesce a ridere o a piangere, chi non riesce a provare ira o paura, chi non avverte il dolore altrui, manca di un potere e non può vivere pienamente la vita. Ogni unilaterale predominanza di un determinato sentimento – un certo modo di pensare e certi schemi comportamentali – provoca uno squilibrio degli elementi, che aumenta con il passare del tempo e compromette il benessere, portando successivamente all'inquietudine e all'infelicità e infine, quando lo squilibrio non viene più percepito consapevolmente, a malattie croniche. Per la maggior parte i disturbi della civilizzazione (emicranie, problemi alla schiena, disordini mestruali, pressione alta, attacchi di cuore, diabete, ecc.) sorgono in questo modo. Si sviluppano attraverso anni e decenni, e rispecchiano l'inquietudine della nostra cultura, la gabbia della civiltà.

IL CICLO DELLA RIBELLIONE

Il ciclo della ribellione è descritto nella tradizione cinese come "il nipote che si ribella alla nonna".

Se c'è troppa energia nel Legno, allora il Legno danneggia la Terra (secondo il ciclo *Ko*). Tuttavia, un Legno eccessivamente forte può anche ribellarsi al Metallo e squilibrare questo elemento. È il rapporto del nipote forte ma impudente con la nonna; il nipote ha perso il rispetto verso sua nonna, e quindi contesta i suoi metodi educativi.

Un eccesso di Legno può generare una malattia nell'elemento Terra come pure nel Metallo. Questo spiega perché una persona, l'attenzione della quale sia prevalentemente rivolta verso il lavoro e la carriera, che sia costantemente preoccupata di prevalere sugli altri, di conservare una posizione di potere e prendere decisioni precise, evidenzi uno squilibrio del Metallo. Una persona del genere, in età avanzata, può risultare incapace di abbandonare il ruolo di imprenditore di successo, può avere un crollo e morire subito dopo essere andata in pensione, oppure non riuscire a piangere e a provare dolore.

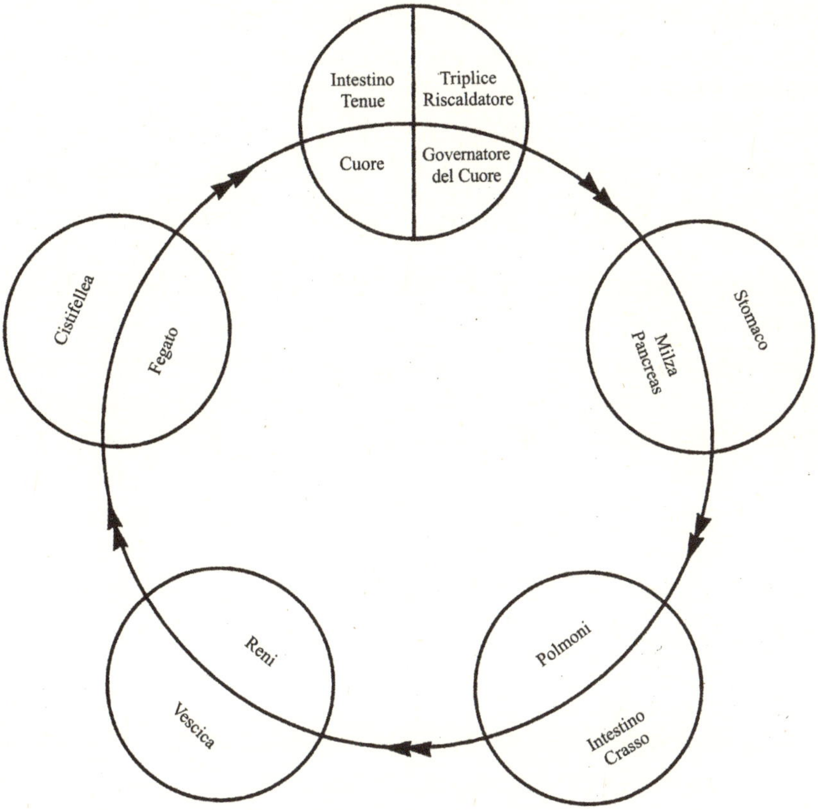

IL CICLO DELLA SOTTRAZIONE

Questa legge è descritta in modo alquanto pittoresco come "il figlio che danneggia la madre" o come "il figlio ingordo che prosciuga la madre".

Se l'energia di un elemento è stata logorata da cattive abitudini, da tratti caratteriali squilibrati, o da uno stress particolare legato a una malattia cronica, viene sottratta troppa energia all'elemento madre che nutre l'elemento logorato attraverso il ciclo *Sheng*, quindi l'elemento madre si indebolisce e si ammala. Per fare un esempio: la vita sedentaria, un eccesso nel leggere, nel pensare, nel rimuginare, o una malattia cronica legata all'elemento Terra, non indeboliscono solo la Terra, ma anche il Fuoco, perché la Terra, avendo bisogno di una quantità di energia maggiore di quanta ne disponga, prende quella mancante dall'elemento madre – finché ce n'è. Il figlio prosciuga la madre. Questo può condurre, in determinate circostanze, anche a gravi disturbi relativi al Fuoco. La madre che dedica metà della sua vita a prendersi cura della sua famiglia, che deve continuamente condividere tutto con tutti, alla fine perderà la sua *joie de vivre* (in francese nel testo, *N.d.T.*), se non dispone di una forte personalità e di risorse interiori. Un altro esempio può essere quello dell'impiegato o del contabile, che perdono il gusto della vita, trascorrendo anni e anni a fare sempre la stessa cosa.

L'esempio seguente serve a chiarire il ruolo che possono svolgere i quattro cicli nell'emergere di una malattia. In molti casi, un disturbo dei polmoni può essere dovuto direttamente a uno squilibrio emotivo o fisiologico del Metallo. Tuttavia, lo stesso disturbo può derivare anche da uno squilibrio della Milza ("la madre non nutre a sufficienza il figlio"). Il disturbo ai polmoni può essere causato anche da uno squilibrio dell'elemento Fuoco – un difetto cardiaco o un'arteriosclerosi ("la nonna è troppo tenera o troppo dura con il nipote"). Lo stesso disturbo può derivare, infine, da uno squilibrio dell'elemento Legno ("il nipote si ribella alla nonna").

Da questo esempio si può capire quanto sia importante la diagnosi esatta della causa di una malattia, perché la diagnosi è il punto di partenza della terapia. Quindi una bronchite cronica sarà trattata in alcuni casi attraverso la Terra, in altri attraverso il Fuoco, e in altri casi ancora attraverso i Polmoni e l'Intestino Crasso, organi del Metallo.

L'elemento da cui nasce la malattia o lo squilibrio può essere rintracciato grazie ai raffinati metodi che fanno parte della medicina cinese. La diagnostica esula dagli scopi di questo libro, per cui è sufficiente dire che i sintomi cronici possono essere curati solo quando si è scoperta e trattata la causa all'origine del disturbo.

Sintomi gravi o in forma acuta, come febbre, collasso cardiocircolatorio o dolori molto forti, richiedono quasi sempre dapprima un trattamento diretto, cioè "sintomatico", specialmente se c'è pericolo di vita. Solo successivamente il medico può occuparsi della causa del disturbo.

Il successo della medicina tradizionale cinese nel trattamento delle malattie croniche è per lo più basato sul ristabilimento dell'equilibrio degli elementi. In molti casi questo è reso possibile grazie alla conoscenza dei quattro cicli e coadiuvato da metodi terapeutici adeguati: dieta, estratti vegetali, esercizi fisici e respiratori, massaggio dei meridiani, Shiatsu, agopressione, agopuntura e meditazione.

USO PRATICO DEI CICLI

Questa parte sui quattro cicli può esservi d'aiuto nella scelta degli esercizi più adatti alle vostre esigenze. Praticando regolarmente gli esercizi, sarete anche in grado di comprendere e interpretare gli eventi e le esperienze della vita.

Anche la sequenza degli esercizi è importante. Conviene dedicarsi agli esercizi seguendo il ciclo *Sheng*, iniziando dal Legno e finendo con l'Acqua. Questo è importante se fate tutti, o la maggior parte degli esercizi – sia quelli fisici, sia quelli emotivi e mentali. Se decidete di esplorare la natura dei cinque elementi, iniziate gli esercizi dall'elemento che vi sembra sia il più debole nella vostra personalità. Se non sapete da quale elemento partire, cominciate dal Legno. Concentratevi su ciascun elemento, seguendo l'ordine del ciclo *Sheng*, per un po' di tempo – magari una settimana o due – per sperimentare veramente la qualità individuale e il potere di ognuno di essi.

Se fate solo gli esercizi fisici per favorire la circolazione dell'energia attraverso gli organi e i loro meridiani, dovete seguire l'ordine del flusso del *qi* attraverso i meridiani. La circolazione del *qi* nei dodici meridiani ha una sua particolare sequenza, che è diversa dalle leggi dei quattro cicli descritte in questo capitolo. L'energia scorre nei meridiani nel seguente ordine: dal Polmone all'Intestino Crasso, poi allo Stomaco, alla Milza, al Cuore, all'Intestino Tenue, alla Vescica, al Rene, al Pericardio, al Triplice Riscaldatore, alla Cistifellea e al Fegato – e dal meridiano del Fegato il *qi* passa al meridiano del Polmone per iniziare un nuovo ciclo. La circolazione del *qi* nel corpo è un flusso continuo simile alla circolazione del sangue.

Se volete aumentare la vostra energia per la vita quotidiana, per sentirvi vivi e in forma, fate gli esercizi fisici per favorire la circolazione del *qi* nei meridiani. Scegliete, come per gli elementi, gli esercizi relativi al meridiano di quegli organi che vi sembrano più deboli degli altri. Scegliete tra i sei e i dodici esercizi, e fate una pausa dopo ciascuna postura, restando a occhi chiusi per apprezzarne l'effetto.

POSTFAZIONE

Ogni epoca e ogni cultura hanno il loro tallone d'Achille. Il tallone d'Achille del ventesimo secolo è il costante avvelenamento del pianeta e della sua atmosfera, e la crescente minaccia nei confronti della natura da parte degli uomini che, nella ricerca della ricchezza e della sicurezza materiale, stanno distruggendo i sistemi fondamentali necessari per la nostra vita e per quella degli animali e delle piante. La tecnologia e la vita civilizzata, create per proteggerci dalle catastrofi naturali, hanno preso il sopravvento e generato squilibrio. Oggi dobbiamo chiederci come possiamo proteggerci dalla tecnologia e dalla civilizzazione.

Nel diciottesimo e nel diciannovesimo secolo, le differenze di classe e le disparità di tenore di vita furono causa di tensioni nelle strutture sociali in Europa e negli Stati Uniti, che provocarono enormi cambiamenti e rivoluzioni, dalla Rivoluzione Francese allo sviluppo del comunismo nell'Europa orientale. Nella seconda metà del ventesimo secolo, i problemi ecologici hanno conquistato la ribalta. In questo periodo, in Europa e in Nordamerica il rapporto tra l'uomo e la natura è diventato importante almeno quanto il rapporto tra gli esseri umani, se non di più.

La terra è un essere vivente – un enorme organismo, dicono gli indiani Hopi. Questo organismo nel ventesimo secolo si è ammalato, e gli spiriti della natura si sono ritirati nella terra. È probabile che la terra reagisca e si scuota per riuscire di nuovo a respirare liberamente.

L'umanità si può considerare il cervello della terra, portatrice di una determinata forma di intelligenza e razionalità; gli uomini sono i gangli cerebrospinali dell'organismo terrestre. I gangli nervosi riescono ad imparare molto rapidamente l'uno dall'altro e a scambiare informazioni con le altre parti del sistema nervoso. Riescono a immaginare i mutamenti e a manifestarli, influenzando e cambiando, in tal modo, le altre parti dell'organismo.

Lo stesso avviene nell'organismo umano. Gli uomini assecondano la loro mente anche quando ciò non coincide con l'interesse del corpo. Un bambino può rimanere talmente affascinato dalla scoperta del suo mondo mentale da dimenticare tutto il resto. Quanto più legge e pensa, tanto più si sentirà a proprio agio nel suo mondo ideale. Alla fine identificherà i suoi pensieri con la realtà; le sue idee sulla vita diverranno la vita stessa. Ad un certo punto si spingerà a non fidarsi più dei suoi sensi, se questi gli invieranno messaggi in contrasto con la sua idea delle cose.

Si può paragonare il modo in cui la maggior parte degli occidentali tratta il proprio corpo al modo in cui la maggior parte dell'umanità tratta la terra. Molte persone in occidente non sanno cosa significa stare *nel* corpo, essere un corpo. Non sanno cosa vuol dire percepire direttamente il mondo con i loro sensi. *Hanno* un corpo, ma non sono quel corpo. Confondono ciò che pensano sia la vita con la vita stessa. Proprio come la medicina occidentale è impotente rispetto a molte malattie croniche legate alla civilizzazione, così noi ci sentiamo impotenti nel prendere decisioni riguardo la scomparsa delle foreste e altri disastri ambientali. La nostra società è incapace di fermare il cancro, l'AIDS, l'arteriosclerosi, il diabete, l'artrite, le allergie e le malattie della pelle come nel cercare di fermare la distruzione dei fiumi, delle foreste e del suolo attraverso i prodotti chimici, i metalli pesanti e la radioattività. Non siamo ancora arrivati a percepire con i sensi, o ci siamo ribellati ad essi molto tempo fa.

Cosa dobbiamo fare? Da dove dovremmo cominciare? Come possiamo riportare indietro gli orologi ad un'epoca in cui gli uomini non erano separati dalla natura, in cui non c'era divisione tra corpo e anima?

Solo poche persone nel mondo sono oggi consapevoli delle dimensioni di questi problemi. Dai capi di governo, dall'industria e dalla formazione ci si può aspettare, nel migliore dei casi, solo una sorta di chirurgia plastica, non, purtroppo, un vero cambiamento nel modo di pensare e nel comportamento. Solo una catastrofe ecologica li costringerebbe a cambiare rapidamente e radicalmente la visione del mondo, e a sostituire gli obiettivi unicamente materiali di una società orientata al benessere con degli obiettivi che siano maggiormente in armonia con la vita del pianeta.

Che fare? Quale posizione dobbiamo assumere per contribuire alla salvezza del pianeta? Cosa dobbiamo assolutamente evitare? Possiamo aspettare le decisioni dei politici e delle conferenze sull'ambiente? Sembra che il potere politico, che potrebbe promuovere efficaci provvedimenti per ridurre le emissioni di biossido di carbonio, per diminuire l'inquinamento del mare e dei fiumi, per salvare lo strato di ozono e così via, sia sotto il controllo delle vari lobbies economico-finanziarie. Le misure prese finora contro l'inquinamento globale e la distruzione del sistema biologico terrestre si sono rivelate totalmente inadeguate. Possiamo permetterci di aspettare che i politici svolgano l'enorme lavoro di promulgare centinaia di leggi sull'ambiente che sarebbero in totale contrasto con le abitudini e gli ideali della società opulenta? Sembra che i nostri politici non siano in grado di farlo. Uno dei motivi può essere che essi costituiscono solo la punta dell'iceberg – dove l'iceberg è rappresentato dalla cultura giudeo-cristiana che si è rivoltata contro la natura tremila anni fa, affermando la separazione dell'uomo dal regno animale e vegetale e la sottomissione della terra, come si legge nel racconto biblico della Creazione. Ora dobbiamo affrontarne le conseguenze.

Sembra che la cultura occidentale manchi di preveggenza (qualità del Fegato), della forza (qualità soprattutto della Cistifellea, dello Stomaco e della Milza, ma anche dei Reni in quanto volontà di vivere) di mutare rapidamente la direzione della distruzione dell'ambiente.

Che fare? A quanto pare, dobbiamo fare affidamento su noi stessi. Ma la maggior parte di noi non ha il potere di ridare la vita a un fiume morto. La maggior parte di noi non ha il potere di costringere le industrie ad avere maggior rispetto della natura. La maggior parte di noi non è in grado di sbarazzarsi da un momento all'altro dei veleni delle auto, dei camion e degli aeroplani. La nostra economia è diventata così complessa, ed i singoli settori così interdipendenti uno dall'altro, che ogni mutamento improvviso minaccia la nostra sopravvivenza. Ma il nostro istinto di sopravvivenza si è forgiato in un ambiente diverso e in una diversa epoca. Ciò che una volta ci è stato d'aiuto domani potrebbe distruggerci. I nostri modelli di sicurezza non sono sufficienti. Sembra che dobbiamo raccogliere tutta la nostra intelligenza per giungere rapidamente a delle soluzioni nuove – o molto antiche.

Come possiamo cancellare la nostra separazione dalla natura? Da una parte, dobbiamo impegnare tutte le nostre forze per capire che il cambiamento è necessario. Possiamo modificare noi stessi e la nostra vita in modo da usare meno beni di consumo e fare a meno di succedanei di emozioni. Possiamo acquistare una sola auto, un solo televisore e un solo videoregistratore per famiglia; possiamo usare meno l'auto, mangiare meno carne e consumare meno prodotti farmaceutici. Possiamo imparare a farci un massaggio, invece di guidare per quaranta miglia verso una discoteca il sabato sera. Possiamo usare la bicicletta per fare delle commissioni, invece di allenarci con l'attrezzatura domestica o prendere la macchina per raggiungere la palestra a tre isolati. Di consigli di questo tipo ne abbiamo già sentiti tanti.

D'altra parte, sembra che dobbiamo cambiare più di uno dei nostri comportamenti. Sembra che dobbiamo dedicarci a un processo interiore per riconciliarci con la natura in noi stessi. Sembra che dobbiamo riappacificarci con la natura. La terra è madre, non nemica. Sembra che dobbiamo riconciliarci con le nostre emozioni, con le nostre fantasie e con i nostri sogni, con la nostra componente spirituale. Se non siamo in sintonia con la natura in noi stessi, come possiamo agire all'esterno per salvare il pianeta? Fino a quando combattiamo la nostra parte animale, come possiamo sviluppare sinceramente la simpatia necessaria per salvare le specie in pericolo? Fino a quando dimentichiamo la nostra parte vegetale – la parte quieta e meditativa – come possiamo sviluppare l'amore necessario a combattere per le specie minacciate?

Sembra che, poiché siamo parte dell'iceberg, abbiamo bisogno di ricominciare a confidare nella natura, abbiamo bisogno di ritrovare la familiarità con gli elementi. E sembra che dobbiamo iniziare da noi stessi, dedicando più tempo alle necessità fondamentali del corpo e dell'anima, per rendere possibile un ritorno all'essenza della vita.

APPENDICE

Classificazione secondo i cinque elementi

	Legno	Fuoco	Terra	Metallo	Acqua
Yin/yang	giovane yang	vecchio yang	neutro	giovane yin	vecchio yin
Movimento	espansione	verticale verso l'alto	orizzontale	concentrazione	verticale verso il basso
Direzione	est	sud	centro	ovest	nord
Stagione	primavera	estate	tarda estate	autunno	inverno
Tempo	ventoso	caldo	umido	secco	freddo
Carattere energetico	tiepido, moderato, caldo	molto caldo	neutrale	fresco	aspro e gelido
Fase del giorno	mattino	mezzogiorno	pomeriggio	sera	notte
Ciclo vitale	nascita e crescita	fioritura	maturazione e cambiamento	tarda maturazione e declino	stagnazione e caduta
Usa l'energia per:	germogliare	fiorire	maturare	raccogliere	immagazzinare
Animale astrologico yang	tigre	cavallo	cane/pecora	gallo	orso
Animale astrologico yin	coniglio	serpente	bufalo/drago	scimmia	topo
Numeri yang	3	7	5	9	1
Numeri yin	8	2	10	4	6

	Legno	Fuoco	Terra	Metallo	Acqua
I cinque *Zang*	fegato	cuore	milza/pancreas	polmoni	reni
I cinque *Fu*	cistifellea	intestino tenue	stomaco	intestino crasso	vescica
Tessuto	muscoli e tendini	vasi sanguigni	tessuto connettivo	pelle	ossa e midollo spinale
Organi di senso	occhi	lingua	bocca	naso	orecchie
I cinque sensi	vista	linguaggio	tatto	gusto e odorato	udito
Liquido corporeo	lacrime	traspirazione	saliva e linfa	muco	urina
Espressione dell'energia	unghie	carnagione	labbra	peli	capelli
Colore	verde	rosso	giallo e marrone	bianco	blu e nero
Carnagione se malato	verdastra, olivastra	rossa e bianca	giallastra	pallida	grigia, marrone
Odore se malato	aspro, rancido	bruciato	sgradevolmente dolce	pesce affumicato	guasto, putrefatto
Comportamento sotto stress	controllato	triste e preoccupato	ostinato, rigido, borbottante	negativo	agitato
Emozione	ira e furore	gioia	compassione c preoccupazione	affanno	paura
Tono di voce	urlato	ridente	cantilenante	lamentoso	profondo
Temperamento predominante	collerico	sanguigno, gioioso	flemmatico, compulsivo	malinconico, depresso	pauroso, paranoico
Spirito elementale	*hun*: anima, visione, ispirazione	*shen*: consapevolezza, amore	*yi*: intelletto, intelligenza pratica	*po*: istinto	*zhen*: voglia di vivere, libido
Funzioni dello spirito elementale	piani e decisioni, organizzazione	integrazione, raffinatezza, leadership	riflessione, memoria	concentrazione, pensiero analitico	preghiera, meditazione
Forma di energia	spirituale	psicologica	fisica	vitale	ancestrale
Influenza dell'elemento su:	sviluppo fisico	circolazione dell'energia attraverso i meridiani	sviluppo della forma corporea e compattezza	ritmo di contrazione e espansione	immaginazione, fantasia

	Legno	Fuoco	Terra	Metallo	Acqua
Forma di terapia per rafforzare gli elementi	sport, karate, tai ji, ecc.	psicoterapia, moxibustione, agopuntura	dieta e massaggi	rebirthing, fiori di bach	ipnoterapia, yoga, meditazione
Sogni	foresta, alberi	fuoco, risate	musica, canto	volare	annegare
Analisi	combattimento	folla	mangiare, bere	oggetti bianchi	oceano, navi
(esempi)	sparare		pesantezza	cielo	
Gusto	aspro	amaro	dolce	piccante	salato
Cereale	grano, segale	mais	miglio	riso, avena	fagioli
Frutti	prugne, bacche	albicocche	datteri	pesche	uva
Preparazione	a vapore	a crudo	stufato, arrosto	al forno	alla griglia
Tonificante	liquirizia	ginseng	buccia d'arancia	pepe di cayenna	malva
Sedativo	salvia	comino	basilico	zenzero, aglio	prezzemolo

BIBLIOGRAFIA

Academy of Traditional Chinese Medicine, *An outline of chinese acupuncture*, Foreign Language Press, Beijing, Cina, 1975.

Capra F., *The turning point*, Bantam Books, New York, 1984.

Connelly D., *Traditional acupuncture*, Traditional Acupuncture Institute, Columbia, Maryland, 1994.

Eckert A., *Das Tao der medizin*, Haug Verlag, Heidelberg, Germania, 1996.

Gach M., *Acu-Yoga*, Edizioni Mediterranee, Roma, 1997.

Huang Ti, *Nei-Ching. Canone di medicina interna dell'Imperatore Giallo*, Edizioni Mediterranee, Roma, 1983.

Illich I., *Medical nemesis: the expropriation of health*, Pantheon Books, New York, 1982.

Jayasuriya A., *Anatomy of acupuncture*, Acupuncture Foundation of Sri Lanka, Colombo, 1979.

Jayasuriya A., *Clinical acupuncture*, Acupuncture Foundation of Sri Lanka, Colombo, 1980.

Lao-tse, *Tao tê king*, tradotto e commentato da Julius Evola, Edizioni Mediterranee, Roma, 1997.

Lawson-Wood D. e J., *The five elements of acupuncture and chinese massage*, Health Science Press, Rustington, Inghilterra, 1965.

Muramotu N., *Healing ourselves*, Avon Books, New York, 1973.

Needham J., *Science in traditional China*, Harvard University Press, Cambridge, Massachusetts, 1982.

Philastre, *I:Ching*, 2 voll., Edizioni Mediterranee, Roma, 1999.

Wollerton H. e McLean C., *Acupuncture energy in health and disease*, Weatherby Woolnought, Wellingborough, Inghilterra, 1979.

Worsley J.R., *Acupuncture: is it for you?*, Element Books, Rockport, Massachusetts, 1991.

Zukav G., *The dancing Wu Li masters*, Morrow Quill Paperback Edition, New York, 1979.

gruppo editoriale Edizioni Mediterranee - Roma - Via Flaminia 109
Tel. 06/32.35.433
ordinipv@edizionimediterranee.net - www.edizionimediterranee.net

Ceres
ERBE E PIANTE PER LA SALUTE DEI CAPELLI
Venti erbe benefiche per la cura dei capelli: shampoo, tonici e rimedi per la calvizie, incanutimento precoce, capelli secchi, grassi o delicati

J.F. Chandu
MANUALE PRATICO DEL PENDOLO
Esercizi e consigli pratici sull'uso del pendolo e sulla corretta interpretazione dei suoi responsi

J.F. Chandu
PRANOTERAPIA
Guarire con le mani. Manuale completo per praticare la pranoterapia

S. De Rosa
TECNICHE DI DOMINAZIONE MAGICA E VERBALE
Uso operativo del potenziale magico individuale

W. Dogs
RILASSAMENTO E TRAINING AUTOGENO
Teorie e tecniche pratiche di autoterapia

S. Edmunds
I POTERI DELL'IPNOSI
Per lo sviluppo delle facoltà ESP: psicometria, chiaroveggenza, precognizione

M.S. Fabrisckzy
UN PRANOTERAPEUTA RACCONTA
Mediante l'energia bioradiante è possibile curare numerose malattie

F. Ferri
MANUALE DELLE FESTE
Come organizzare feste e cerimonie

---

gruppo editoriale Edizioni Mediterranee - Roma - Via Flaminia 109
Tel. 06/32.35.433
ordinipv@edizionimediterranee.net - www.edizionimediterranee.net

M. Friebe
LA COSCIENZA SOLARE
Tecniche ed esercizi per l'ascesa dell'Io

P. Gaboury
MANUALE PRATICO DELL'EVOLUZIONE INTERIORE
Una guida alla ricerca del Sé

B. Goldberg
IL LIBRO COMPLETO DELL'AUTODIFESA PSICHICA
Come utilizzare la protezione della luce

B. Goldberg
TEORIA E PRATICA DEL VIAGGIO ASTRALE
Oltre 65 esercizi - Aprite le ali e "volate"!

R. Herkert
90 SECONDI DI PAUSA
Vitalità, benessere, gioia di vivere

J. Huibers
DORMIRE BENE CON LE PIANTE
Piante medicinali, omeopatia e alimentazione
come cura dei disturbi del sonno

J. Huibers
CURARE IL MAL DI TESTA
CON LE PIANTE MEDICINALI
Dieta e rimedi naturali contro le cefalee

J. Huibers
LA CURA DEI DOLORI REUMATICI CON LE PIANTE

J. Huibers
COME CURARE LO STOMACO CON LE ERBE
Preziosi consigli sull'uso di piante medicinali associate
all'omeopatia e ad una corretta alimentazione

---

gruppo editoriale Edizioni Mediterranee - Roma - Via Flaminia 109
Tel. 06/32.35.433
ordinipv@edizionimediterranee.net - www.edizionimediterranee.net

J. Huibers
LE PIANTE MEDICINALI CONTRO LO STRESS

J. Huibers
VINCERE L'ANSIA CON LE PIANTE MEDICINALI
Piante e pietre per ritrovare equilibrio e salute

J. Huibers - Y. van der Woerd
VIRTÙ TERAPEUTICHE DEL MIELE

H.G. Klingemann
TERAPIE NON CONVENZIONALI
PER LA CURA DEL CANCRO
Efficacia dei trattamenti alternativi. Il metodo globale

A. Longo
MANUALE PRATICO DI GRAFOLOGIA

Michel
IL RICHIAMO DELL'ANIMA GEMELLA
Come trovarla - Come farsi trovare

R.M. Miller e J.M. Harper
MANUALE PRATICO DELL'ENERGIA PSICHICA

C. Moerman
CURA DEL CANCRO CON TERAPIE NATURALI
Cancro, tumori e leucemie sono a volte curabili con
particolari terapie alimentari e naturali

J. Mumford
YOGA PSICOSOMATICO
L'equilibrio tra corpo e mente

J. Mumford
MANUALE DEL KARMA
Nove giorni per cambiare la vostra vita

---

gruppo editoriale Edizioni Mediterranee - Roma - Via Flaminia 109
Tel. 06/32.35.433
ordinipv@edizionimediterranee.net - www.edizionimediterranee.net

Finito di stampare
nel mese di febbraio 2001
presso la Tipografia S.T.A.R.
Via Luigi Arati, 12 - 00151 Roma